海上医事

——近代上海中医文化

总顾问 严世芸 段逸山
总编审 王键
总主编 黄瑛 梁尚华

名家方案

编撰 朱音

上海科学技术出版社

图书在版编目（CIP）数据

名家方案 / 朱音编撰. —上海：上海科学技术出版社，2019.1

（海上医事：近代上海中医文化 / 黄瑛，梁尚华总主编）

ISBN 978-7-5478-4192-1

Ⅰ.①名… Ⅱ.①朱… Ⅲ.①医案－汇编－中国－近代 Ⅳ.①R249.5

中国版本图书馆CIP数据核字（2018）第214015号

项目资助

1. 本丛书由上海文化发展基金会图书出版专项基金资助出版
2. 上海高校一流学科建设项目（科学技术史）资助
3. 上海自然而然中医药发展基金会资助项目

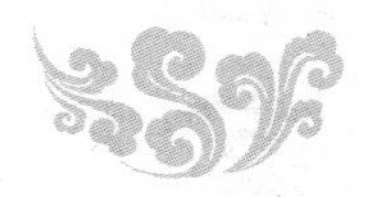

海上医事——近代上海中医文化·名家方案

朱　音　编撰

上海世纪出版（集团）有限公司
上 海 科 学 技 术 出 版 社　出版、发行

（上海钦州南路71号　邮政编码200235　www.sstp.cn）

苏州望电印刷有限公司印刷

开本 700×1000　1/16　印张 14.75

字数 160千字

2019年1月第1版　2019年1月第1次印刷

ISBN 978-7-5478-4192-1 / R·1722

定价：48.00元

内容提要

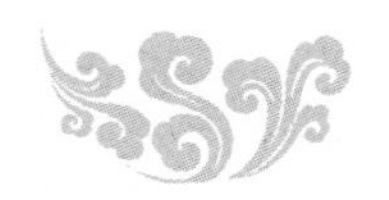

《名家方案》介绍晚清至民国时期上海中医名家医案著作，选录何鸿舫、陈莲舫、汪莲石、丁甘仁、曹颖甫、朱南山、陈筱宝、张山雷、恽铁樵、曹惕寅、王仲奇、陈无咎、祝味菊等医家的部分医案，从医家、疾病、患者等角度进行简要评述，使读者从这些医案著作和具体鲜活的临床诊治个案中，了解近代中医医家的医学观点、医疗方法，近代的常见病、多发病，以及医学实践中的人文情怀。

海上医事

——近代上海中医文化

丛书编委会

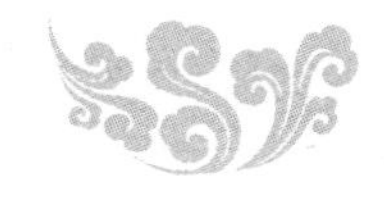

对历史之温情与敬意

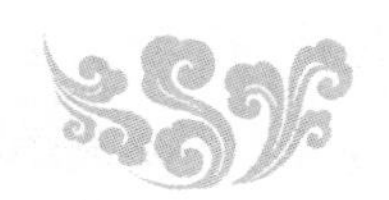

秋天的景意并未完全消尽，立冬踩着厚厚的落叶，披着清澈高远的蓝天，伴着纷乱的微寒粉墨登场，进入了一个万物收藏、育阴涵阳、为春季的勃发做储备的阶段。这几天，我或在灯光下，或在高铁行程中，用心地阅读着“海上医事——近代上海中医文化”的书稿，回顾历史，联系当下，放眼未来，不由地引发了许多文化方面的思考。

中医文化，源远流长。究其滥觞，可追溯至上古三皇时代。《尚书》曰：“伏羲、神农、黄帝之书，谓之《三坟》，言大道也。”伏羲制九针、神农尝百草、黄帝传医道，不仅是中医文化之源，也是中华文明之源。

《唐律名例疏议释义》曰：“中华者，中国也。亲被王教，自属中国，衣冠威仪，习俗孝悌，居身礼义，故谓之中国。”言中华文明者，必言中华文化也。自中华大地诞生第一件陶器伊始，中华文化便与中华文明一起孕育、成熟、演绎、绵延。古代人民创造了光辉灿烂的文化，文化哺育滋养了博大精深的中医药学，中医药学又以其独特的文化，熏陶和涵育着一代又一代的华夏人民。

大约6 000年前，古代先民便已在上海西部腹地崧泽一带耕种生息，发崧泽文化之端绪，启海上文明之曙光。战国时期，领土不断兼并，人口频繁迁徙，吴越文化与楚文化、中原文化相继融合，奠定海派文化之根基。深受崧泽、吴越文化之浸润的海派中医，肇始于唐代，兴起于宋元，鼎盛于明清。晚清开埠，百川汇流，一时群星璀璨、欣欣向荣。民国期间，欧风东渐，大医先贤们，一方面弘扬国粹，容纳新知，积极探索中医发展之路；另一方面，在传统医学危机存亡之际，勇于挺身而出，坚决捍卫中医地位与尊严。中华人民共和国成立后，党和国家对中医药事业极为重视，海派中医迎来了久违的春天，重新焕发出勃勃生机。在社会主义新时代，中医药学作为中国传统文化的精髓，又承载着复兴中国传统文化的历史使命。习近平总书记提出："中医药学凝聚着深邃的哲学智慧和中华民族几千年的健康养生理念及其实践经验，是中国古代科学的瑰宝，也是打开中华文明宝库的钥匙。"在这种背景下，"海上医事——近代上海中医文化"系列丛书的出版，极具现实意义，可谓适逢其时。

"海上医事——近代上海中医文化"丛书由梁尚华和黄瑛领衔编写，上海中医药大学科技人文研究院多位专家参与，是集体研究成果的结晶。该丛书内涵丰富，从不同角度考察了近代上海中医药文化的表现形式，极具文化、学术和史学价值。约略言之，其主要内容如下。

一、《医政医事》——斟民国之医政，酌当今之得失

《医政医事》辑录了民国时期上海实施或颁布的与中医相关的法律、法规，以及公布后所产生的社会反响和相关重大事件。

《旧唐书·魏徵传》说："夫以铜为镜，可以正衣冠；以史为镜，可以知兴替；以人为镜，可以明得失。"以民国之医政为镜，可知兴替而明得失。现代医政制度肇始于民国时期，然而当时社会动荡、战乱频仍，医之政令频繁变动、朝令夕改，从最初之"漏列否定"，到后期之"自治管理"，均未能给中医教育一个合理地位，导致在上海创办的多所中医学校在纷乱的政令中风雨飘摇、

举步维艰。此外，当时的医政制度基本仿照西方，罔顾中国实际，导致水土不服、文化冲突。从这些特色政令与事件中，既可看出当时国民政府对传统医学的冷漠与摧残，亦可看到中医前辈为维护中医地位与尊严而做出的不懈努力与不屈抗争。

二、《讲稿选萃》——研名师之讲义，究岐轩之奥赜

《讲稿选萃》辑录了民国时期上海中医教育名家丁甘仁、包识生、恽铁樵、程门雪、章巨膺、秦伯未、承澹盦、钱今阳、许半龙的各科讲义，按医经、诊断、临床各科排序，还节录其中能反映名家教育思想和临床特色的内容，并配以教材图片。

“讲义”一词，原指讲经说义，后亦指讲经说义之稿。唐代羊士谔在《郡斋读经》一诗中谈其读经心得，道：“息阴惭蔽芾，讲义得醍醐。”先贤论道，知无不言、言无不尽。丁甘仁等前辈之讲义，乃其毕生心血所凝聚，岐轩之奥赜、仲景之义理，无不蕴涵其中。如能细心研读、悉心揣摩，必能登堂窥奥，如醍醐灌顶、豁然开朗，如春雨润物、沁人心扉。

三、《名医传芳》——述名医之生平，传杏林之芳馨

近代上海，名医荟萃、学术交融。他们创社团、建医院、办学校、印报刊、编书籍，留下许多佳话，在近代中医史上描绘出浓墨重彩的华章。

《尚书·君陈》曰：“至治馨香，感于神明。黍稷非馨，明德惟馨。”近代中医先贤们不仅医术精湛，而且品德高尚。追忆先贤往事、缅怀其鸿轩凤翥之风，可以更加全面、深入地感悟为医之道。本书收集、整理了丁甘仁、王仲奇、张骧云、朱南山、蔡小香、恽铁樵、严苍山、章次公、顾筱岩、程门雪、秦伯未、陆瘦燕等五十余位近代上海中医名家的生平事迹、医事活动、医学成就，并简要介绍其学术特色，使读者既可了解医家其人其事，亦可略晓近代上海中医的发展历程。

四、《名家方案》——读名家之医案，钩治病之良方

近代著名思想家章太炎先生曾说："中医之成绩，医案最著。欲求前人之经验心得，医案最有线索可寻，循此钻研，事半功倍。"清代医家周学海亦云："宋以后医书，唯医案最好看，不似注释古书之多穿凿也。每部医案中，必有一生最得力处，潜心研究，最能汲取众家之所长。"医案是前辈医家治疗经验的如实记录，亦是其一生行医最得力之处，用药之道，治病良方，靡不具备。如能悉心挖掘，钩沉索隐，必然大有裨益。

《名家方案》辑录了晚清至民国期间上海中医名家的医案著作，选录何鸿舫、陈莲舫、汪莲石、丁甘仁、曹颖甫、朱南山、陈筱宝、张山雷、恽铁樵、曹惕寅、王仲奇、陈无咎、祝味菊等名家医案，并从医者、疾病、患者等角度进行简单评述，使读者从这些医案著作具体鲜活的临床诊治个案中，了解近代中医医家的医学观点、医疗方法，近代的常见病、多发病，以及医学实践中的人文情怀。

五、《医事广告》——搜医事之广告，揽医林之胜景

"广告"一词，顾名思义，广而告之也。中国的广告文化，渊源流长。灯笼、酒旗、对联、匾额，皆为广告的雏形。唐代杜牧有诗云，"千里莺啼绿映红，水村山郭酒旗风"，即是对酒肆广告的一种描述。

医事广告，古已有之，而且数量颇为可观。时至近代，伴随着报刊等新型广告载体的涌现，现代意义上的广告才真正出现。近代上海医药广告，林林种种，蔚为可观，无疑是一道亮丽的文化风景线。

本书对晚清开埠至中华人民共和国成立近百年间的医药广告，进行纵向梳理、分类编撰。其中既有五花八门的各种医药广告载体，也有形形色色的医药广告内容；既有海上名医的广告趣闻，

也有中药老字号的广告生意经；既有国货运动中的医药广告，也有医药广告领域的传奇事迹。阅览此书，可以从一个新的视角去认识和了解上海近代医疗文化的丰富和多姿。

六、《医学交流》——记医学之交流，录海上之风云

晚清以降，世事变幻，风云激荡，西学东渐的思潮席卷中华大地，传统医学首当其冲。在异域文化的强势攻击面前，国人茫然无助者有之，颓丧失意者有之，屈膝投降者有之，然而更有高瞻远瞩之士，积极交流、多方沟通，探索中医发展之路。无论是西医的“强势闯入”，还是中医的“自信走出”，都离不开上海这一政治、文化、经济、医学等诸多方面的荟萃之地。

《医学交流》辑录了 1840～1949 年间上海医学的对外交流情况，由展会、书籍、技术、药物、疾病、教育、人物、机构等内容组成，涵盖了沪上药物贸易、医药交流展览、医技传播、医界医事、医校医院、各类译本等诸多方面的基本情况，使读者可以领略近代上海医学交流的风云画卷。

七、《医林闻趣》——载医林之轶事，瞻先贤之雅趣

《医林闻趣》将近代上海中医药领域的一些著名医家的临诊特色、日常生活、社会活动、人际交往、雅趣嗜好等方面的趣闻轶事，编撰成可读性较强的叙事性故事，以重现当时海派中医鲜活的医人事迹。全书分为“医人趣闻”“医事闻趣”“药事闻趣”“名人与中医轶事”四部分，就像多棱镜一样折射出这一时期上海滩各路医家多姿多彩的临床特色和包容扬弃的医学文化氛围。

八、《药肆文化》——鉴药肆之文化，观国药之浮沉

《药肆文化》主要介绍了近代上海国药业的情况。上海自开埠以后，国药业进入了繁荣时期，著名的“四大户”“八大家”“四大参号”及粹华、佛慈等药厂纷纷建立，上海国药业亦组成了国药业同业会及国药业职工会等组织，参与了近代上海的救国运动。

本书通过对药肆文化的记述，向读者介绍了近代上海国药业许多不为人知的一面，以此纪念那个风云动荡的年代，国药业与之沉浮的动人故事。

九、《医刊辑录》——溯期刊之往昔，忆国医之峥嵘

寻访老期刊，是一次别开生面的揽胜之旅。然而，回顾中医药的老期刊，更多的是一趟文化苦旅。翻开这些泛黄的册页，满目触及的是战斗的檄文、激烈的辩述，还有深刻的反省。历史上的中医药从未如此窘困，也从未如此澎湃。

本书收集1840～1949年上海行政区划内出版和发行的中医药期刊10余种，从中发掘有意义的文章、期刊背后的故事、创办的前因后果等，并简单介绍期刊的开办时间、发行周期、板块设置、创办者和出版者、期刊特点、重要文章等。内容取材广泛，围绕期刊讲故事，以求展现近代中医药老期刊的精神风貌。

十、《医家遗墨》——品大师之遗墨，赏儒医之风骨

古人云，闻弦歌而知雅意，而赏医家之翰墨，更能领略其儒者之风范，高雅之情操，恬澹之心境。

海上中医大师们不仅医术精湛，而且多擅长笔墨丹青。例如，寓居上海的一代名医王仲奇先生，不仅以新安王氏内科的高明医术饮誉海内外，而且学问造诣深厚，医案文采飞扬，常引经据典，且工于书法，故深得著名画家黄宾虹赏识，黄氏曾称赞其处方："笔墨精良，本身就是书法艺术品。"又如，海派名医程门雪多才多艺，有诗、书、画"三绝"之誉。国画大师王个簃称其"不以诗名，而境界高雅，时手鲜有其匹"。

《医家遗墨》介绍近现代上海中医名家的著书手稿、处方药笺、题署序跋、诗画文墨等，图文并茂，并联系社会文化背景，稍加释读，使读者感受当时医家的笔墨文化。

结语

传统是从过去传延到今天的事物。凡是被人类赋予价值和意义的事物，传延三代以上的都是传统。传统的功能是保持文化的连续性，为社会带来秩序与意义。传统是人类智慧在历史长河中的积淀，是世代相传的行为方式，是规范社会行为、具有道德感召力的文化力量。而传统的特色又往往是其生命力之所在。纵览全书，“海上医事——近代上海中医文化”有以下特色。

文化立意，钩深致远。一个民族的复兴或崛起，常常以民族文化的复兴和民族精神的崛起为先导。中医药学作为中国传统文化的精髓，同时承载着复兴中国传统文化的历史使命。“国医大师”裘沛然曾说：“医学是小道，文化是大道，大道通，小道亦通。”故本系列丛书以文化立意，从文化角度来探讨海派中医，可谓探赜索隐，钩深致远。

包罗万象，无所不涵。本系列丛书涵盖了海派中医文化的方方面面，如医政、讲稿、医案、广告、期刊、书画等，林林总总，不一而足，似万花筒般包罗万象、无所不涵，又如多棱镜般折射出五彩缤纷、绚烂夺目的文化百态。书中既有钩深极奥、严谨务实的讲义、医案等，又有通俗易懂、生动活泼的趣闻、轶事，故适合各类人群阅读。

以史为镜，酌古斟今。本系列丛书不仅从文化角度横向探讨海派中医的各个方面，而且从史学角度纵向梳理海派中医的发展脉络，使医学研究更加全面严谨，愈发血肉丰满。《战国策》说：“前事之不忘，后事之师。”传统医学的发展，如同“泛泛杨舟，载浮载沉”，并非一帆风顺。民国时期，“瑰宝蒙尘”，海派先贤们一方面竞尚新学，冀图振兴，一方面涵泳古今，铁肩卫道；而“浮薄幸进之流，则视吾国固有文化如敝屣，毋问精粗，罔辨真伪，唯恐扫除之不力，甚至有倡言废除汉文者，直欲从根本上消灭中华文化，更何惜于民族医学。”（裘沛然语）反观今日，仍有浅鄙之流诋毁中医，抛出“废医验药”之谬论。故以史为镜，酌古斟今，重温那段历史，对我们当今如何发展中医，仍具现实意义。

陈寅恪先生曾说：“华夏民族之文化，历数千载之演进，造极于赵宋之世。后渐衰微，终必复振。譬诸冬季之树木，虽已凋落，而本根未死，阳春气暖，萌芽日长，及至盛夏，枝叶扶疏，亭亭如车盖，又可庇荫百十人矣。”北宋王安石有诗云：“岁老根弥壮，阳骄叶更阴。”历经五千年风雨沧桑的中医必将伴随着中华民族和中华传统文化的全面复兴而重新焕发绚丽光彩。大风泱泱，大潮滂滂，海派中医，以其“海纳百川、有容乃大”的气魄，亦必将站在时代潮流的浪尖尽展英姿，再领风骚。钱穆先生曾说：“任何一国之国民，尤其是自称知识在水平线以上之国民，对其本国已往历史应该略有所知。所谓对其本国已往历史略有所知者，尤必附随一种对其本国已往历史之温情与敬意。”值兹“海上医事——近代上海中医文化”即将付梓之际，乃握管濡毫，书是序以弁简端。

王　键

戊戌年立冬时节于少默轩

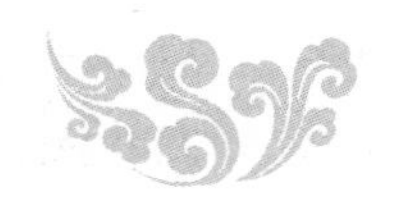

丛书前言

医疗卫生是与民生息息相关的事业，其发展不仅有赖于社会经济、文化的水平，更可映射出这一时期的社会文明程度，而传统中医更是与中国社会及人文精神密切相关。

上海自开埠以来，迅速成为近代中国的商业、工业、金融中心。在经济、文化繁荣兴旺的同时，也带来了医疗卫生事业的昌盛。这一时期的上海，吸引了周边乃至全国各地的中医名家长期驻足，成为中医药文化发展和传播的重要地区。但近代西风东渐的社会环境下，中医始终面临着生存危机，在得不到国家政策、财力等支持的情况下，上海中医界在积极抗争救亡的同时，吸取西方医学的科学思想，通过兴办中医学校、创办中医社团、发行医学报刊、编写学校教材来培养中医人才，并借鉴西方医学先进的科学理念，积极开办医院、建造药厂、创办中医书局来促进当时的中医药事业发展。因此，尽管近代中医药发展在政策上受到了压制，但是在当时的上海地区，中医药事业发展还是呈现出了百家争鸣、百花齐放的繁荣局面，成为近代中医药学术发展的中心。

近代的上海，由于地域、经济、人才等方面的优势，始终引领着中医药学术和文化发展方向，而上海中医界善于兼容并蓄，具有勇于扬弃、开拓创新的汇通新思想，逐渐形成了具有多元文化背景、海纳百川的海上中医现象，即后人所称的“海派中医”。

“海上医事——近代上海中医风云”丛书通过对近代，特别是民国时期上海医政医事、医家传略、名家医案、医家传薪讲稿、民国医刊、医家遗墨、医林闻趣、药肆与药厂等方面的重温和描述，试图从多个角度向读者展示近代上海中医药学术和文化特色，使读者在阅读后既能了解近代上海中医药发展的历史，又能领略多姿多彩的海派中医文化现象。

本套丛书分为十册，分别为:《医政医事》《名医传芳》《名家方案》《讲稿选萃》《医刊辑录》《医家遗墨》《医林闻趣》《药肆文化》《医事广告》《医学交流》。每册书中适当配以图像资料，以增加内容阅读的生动性和有趣性，使阅读群体不仅仅局限于中医专业人士，更有广泛的受众。

从书编撰过程中，在收集具有代表性的近代中医政策、中医事件、中医代表人物生平事迹时，尽量将一些目前正在研究但尚未报道或报道较少、鲜为人知的中医人、中医事及医家遗作遗墨等收录丛书，以充分展示近代上海中医药发展的历史脉络及中医药人文特色。

编　者

2018 年 4 月

编写说明

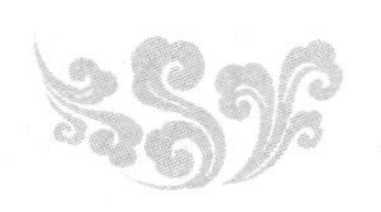

方案，也称为脉案、医案，是中医医家记录诊疗实践的传统病案，内有病家的基本信息、发病原因与症状、舌象脉象等体征，以及医家作出的病情诊断、病机理论阐述、治疗方法与具体用药、生活起居调适嘱托，甚至连续诊治的治疗效果等。

近代时期，中医医家编纂医案成为一种风尚，一时之间，医案著作大量涌现。尤其在民国时期，不仅有医案书籍编成，还出现了各类报纸杂志的医案连载。上海名医诸如何鸿舫、陈莲舫、汪莲石、丁甘仁、曹颖甫、王仲奇、朱南山、陈筱宝、张山雷、恽铁樵、曹惕寅、陈无咎、祝味菊等，均有医案著作，有些曾经再三刊行，有些则仅留抄本稿本，至今深藏馆中。这时期的医案形式多样，不拘一格，其中最多见的就是临床实录式医案。实录式医案通常为医家门诊或出诊时当场留下的诊疗记录，以一诊一案一方的形式进行叙录，后期改动较少，有些还保留了多次复诊，多者可达三十余次。这样的医案内容详细、诊治经过清晰，具有较强的档案资料性，但由于复诊资料的收集有一定难度，因此大多难以记录到最后的治疗效果。有些医家医案的整理，则是根据诊疗过程中的成败得失，进行选择性编写，通常是医家在诊治完成后，追忆诊疗经过，叙述成文，如同一则则笔记。这种医案突出了医家的编写目的，阅读起来颇有故事性，这也是古代最常见的医案形式。此外，受到西医病历的影响，有些医家采用分条记录，规定患者姓名、病因、症状、诊断、治疗等明确的记录格式，这样的医案条理较为清晰，容易被现代读者理解。总的来说，近代医案著作既承接古代医家学风，又贴近现代读写习惯，颇具可读性。

本书通过介绍上述医家医案著作，选录部分方案，加以简单评述，以使读者从中了解近代中医医家的医学观点、医疗方法，近代的常见病、多发病，以及医学实践中的人文情怀。

在方案选择上，主要兼顾三个方面。一是医家临床经验与诊治特色。如丁甘仁擅治烂喉痧（猩红热）、张伯熙擅治痢疾、徐小圃擅治小儿肺炎、曹颖甫喜用伤寒经方、曹惕寅善用外治法，故此在每位医家方案的选择上，以呈现医家临床经验为期。二是方案本身的可信性、可读性。本书主要选择首尾俱全，或多次复诊，或录有治疗过程、治疗效果的方案，其中不乏医生治疗同行、亲友的详细诊案，语言活泼，时有医者心得体会的记录，可以见到医生的内心体验与思路。三是近代上海的主要疾病。近代时期，社会动荡，传染性疾病多发，上海多见猩红热、伤寒、痢疾、霍乱、疟疾、结核、天花等疾病；此外，还常见肺炎、哮喘、中风、月经不调等非传染性疾病。全书方案的选择，以反映近代常见病、多发病为期。

本书的编写，以医家生活时段为顺序，从晚清至民国，逐一介绍医家及其方案。先述医家生平及其医案著作，然后选录部分方案，并以按语的方式，从疾病症状与发病情况、医家诊治与用药方法、病家医家心态与沟通交流等方面进行简单评述。方案中的传统中医病名如“骨痨”“喉痧”等，以及异于当代规范的药名如“破固脂”“全福梗”等，在不影响理解的情况下，不作改动，以保留近代时期的语言文字。

出于编者学识与能力所限，书中不当之处在所难免，敬请读者加以指正。

朱　音

2018 年 8 月

目录

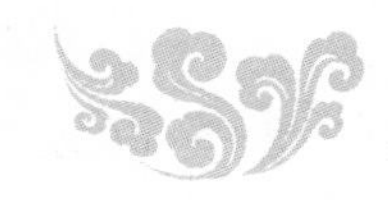

名　家　方　案

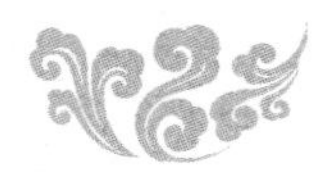

何氏世医方案

何鸿舫治咳血

何鸿舫治鼓胀

何古心治咳嗽

江南的何氏世医已传承八百余年，在清代及民国时期声誉尤盛，行医于青浦的第二十三代传人何其伟曾被称为“嘉道间吴下名医之冠”。1918 年，《重古三何医案》石印本刊行，记载了何其伟及其父亲何世仁、其子何鸿舫祖孙三代的临床诊治方案（图 1）。

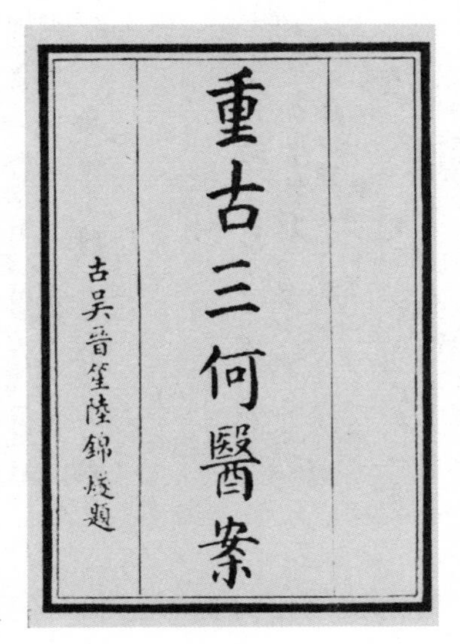

图 1 《重古三何医案》石印本

医家生平

何鸿舫（1821—1889），名长治，为何其伟之子，自幼传承家学，学识与经验俱富。居住于青浦重固，设寿山堂药店，常常备有药罐炭炉，

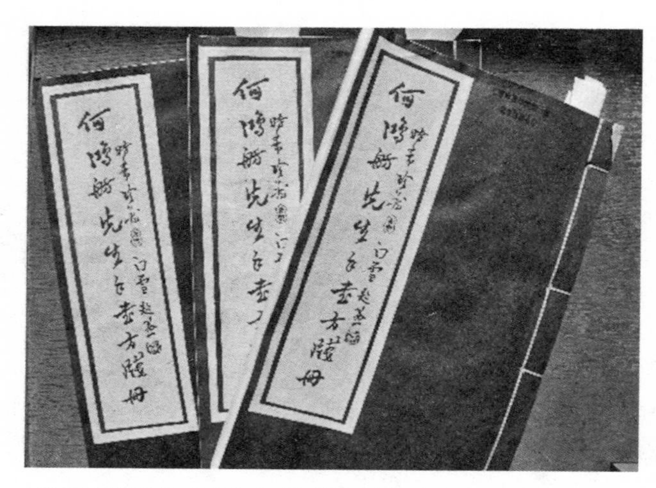

图 2 《何鸿舫先生手书方笺册》影印本

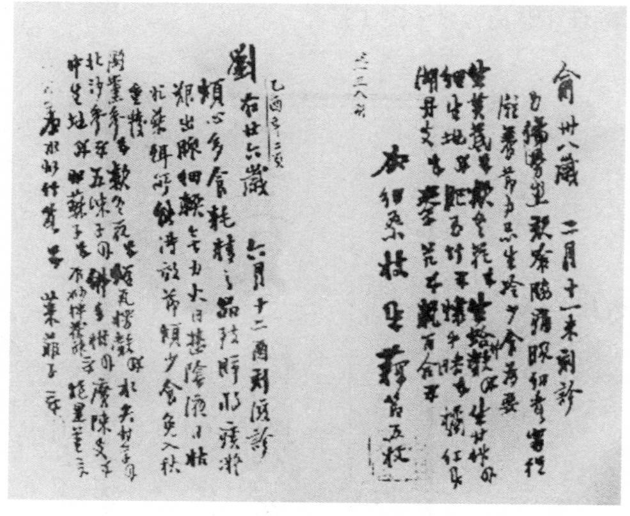

图 3 《何鸿舫先生手书方笺册》影印本内页

免费帮助病家。何氏于医学之外，工于书法，因此获得他处方的人，都十分珍视。后人为其辑录医案，整理成《兰陔室医案辑存》《何鸿舫手书医案》《清代名医何鸿舫医案》《何鸿舫先生手书方笺册》《横泖病鸿医案选精》等。其中《何鸿舫先生手书方笺册》为影印本，保留了何鸿舫先生处方原迹，既有书法艺术欣赏价值，又具医学学术研究价值，书中共收录脉案 320 余则（图 2、图 3）。

何古心（1803—1871），名其超，为何其伟堂弟，居住于竿山，工诗精医，得何其伟指点医学，又得学者姚椿指点诗文。早年游幕于燕、豫、

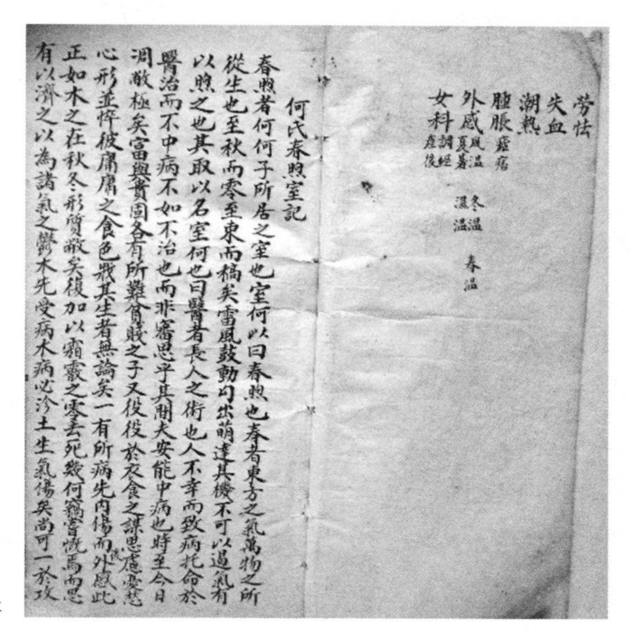

劳怯
失血
潮熱
腫脹
外感 風温 夏暑 冬温 濕温 春温
女科 調經 產後

何氏春煦室記

春煦者何何子所居之室也室何以曰春煦也春者東方之氣萬物之所從生也至秋而零至冬而槁矣雷風鼓動勾出萌達其機不可以遏氣有以煦之也其取以名室何也曰醫者長人之術也人不幸而致病托命於醫治而不中病不如不治也而非審思乎其間夫安能中病也時至今日凋敝極矣富與貴固各有所難貧賤之子又役役於衣食之謀思慮憂愁心形並悴彼屑屑之食色戕其生者無論矣一有所病先内傷而外感此正如木之在秋冬形質敝矣復加以霜霰之零去死幾何竊嘗慨焉而思有以濟之以為諸氣之鬱木先受病木病必沴土生氣傷矣尚可一於攻

图 4 《春煦室医案》抄本

关、陇等地，在朱泾法忍庵（今属上海金山）行医达三十年，晚年返还竿山。何氏在处方上不轻易用大寒大热之药，而常用甘温柔润之剂以平调气血，就像春天温和之气促发生机的道理一样，所谓“犹槁木而煦之以春气也”。何氏居室也由此而命名为“春煦室”。所著有《春煦室医案》《藏斋医案》传世（图 4）。

方案举隅

何鸿舫治咳血

男。频发吐血，血色甚鲜，虽不咳嗽，而浮火上炽，头晕；背脊及左胁酸楚殊甚；热升，彻夜无寐，气不舒畅；舌干不润，常觉苦味。诊脉右关尺皆平，寸部细数；左部尺和，寸细数不调，关则紧数带弦。夫肝，藏血者也，失所养，则真阴不能滋溉，烦火易致亢越；火动烁金，血随火升，肺脏清肃无权，晨间频致汗泄。兹当燥火流金，阴日亏，火日炽，恐其气随火而越。总属劳思伤神，须节劳，达观勿郁，庶药有济焉。管见然否，祈高明裁用之。

黄芪　生地　山栀　桑皮　丹参　秦艽　石斛　犀角尖　甘草

元参　牛膝　白菊　橘红　竹叶

［复诊］ 血渐止，已得安寐，脉数略平。惟背脊痛殊甚。良由去血过多，营虚失养也，接以滋养清热法。

黄芪　北沙参　原生地　玉竹　丹皮　牛膝　秦艽　甘草

煅牡蛎　远志　陈皮（辰砂拌）　茯神　细桑枝　十大功劳

［三诊］ 吐血咳呛，遇节又发，脉细数，骨热，尚未安境也。

生黄芪钱半　炒丹皮钱半　生鳖甲三钱　桑白皮三钱　生草四分　北沙参三钱　秦艽钱半　蜜炙紫菀钱半　远志钱半　陈皮八分　冬虫夏草二钱　加枇杷叶二片（去毛）

［四诊］ 吐血止，咳呛亦减，惟脉弱。金水交困，亟宜静心调养。

生黄芪钱半　秦艽钱半　麦门冬三钱　原生地三钱　怀牛膝三钱　桑白皮三钱　陈皮八分　生甘草四分　煅牡蛎三钱　炒丹皮钱半　加荷蒂四枚

［按语］ 此案病家咳嗽吐血频发，伴有虚烦发热、脊背酸痛等症状，属于虚劳血证。何氏认为病因总属劳思伤神，因此嘱咐病家在生活起居上宜节劳，在心态上宜保持通达乐观。在首方中，脉症分析精当，用药以黄芪益气，配合清热、止血效如桴鼓。复诊时，转用生地、丹皮、沙参、秦艽等滋阴清热，以凉血调养，以图稳定疗效。晚清民国时期，咳血病案较多，病因不一，而尤以肺结核为多见。当前有研究认为，近代上海肺结核患病率与病死率之高，在各种传染病中居于首位。

何鸿舫治鼓胀

案1　徐，五十二岁。乙亥五月初三日未刻。咳呛气逆，兼有腹胀作泻，脉细涩。肺脾交困，将成鼓疾矣。

潞党参钱半　焦冬术钱半　炒山萸肉钱半　广木香四分　炮黑姜五分　泡吴萸四分　山楂炭三钱　茯苓三钱　广陈皮一钱　煅牡蛎三钱　炙甘草四分　焦

白芍钱半　加砂仁壳六分　官桂五分

［按语］据何时希注释，程门雪在《何鸿舫医案》题跋中言：“青浦属血吸虫病严重流行区域。阅案中方，言痞、言下血、防鼓胀者尤多，知此病当时已蔓延无疑。先生主张治在肝脾，法重温疏，有规律，有变化，名家手眼，不同凡响。”

案2　朱，二十四岁。丁丑三月十二日未刻。腹胀足肿，脉细涩。系劳力食冷所致，鼓疾已深矣。

炒党参钱半　焦白术钱半　煨益智钱半　广木香四分　炒枳实钱半　炮黑姜五分　大腹绒钱半（洗）　泡吴萸四分　广陈皮一钱　山楂炭三钱　炒小茴香六分　加砂仁壳六分　官桂五分

案3　锦荣。庚辰九月初八日申刻。力伤食冷，腹胀足肿，脉弦细不应指。肝脾交困，鼓疾之重候也。少食为妙。

焦冬术钱半　煨益智钱半　炒枳实钱半　大腹绒钱半（洗）　香附炭三钱　广木香四分　制附片五分　炮黑姜五分　炒青皮钱半　茯苓三钱　炒小茴香七分　加砂仁末四分（冲）

［按语］民国时期，青浦地区民众对血吸虫病的病因与防治尚不了解，民间虽多患鼓疾，但仍不懂得相关卫生知识，或者饮食生冷，或者以为吃得多就是营养好。所以，医方中可见医家嘱咐病人少食、忌食生冷油腻、节劳安养等话语。

何古心治咳嗽

女。脾虚便泄，现在已减，惟咳呛加剧。胃气未衰，而肌肉日削。金从土生，脾虚则肺气亦弱，冬春多寒，不无外感，脾肺不能兼顾。然肺与大肠相为表里，既有外感，骤不能补。左脉弦促，右细数，舌中脱液。虽纯虚于虚，骤不能补。姑拟泄肺。

人参须一钱　金沸草一钱五分　川贝母二钱　老苏梗一钱五分　甜杏霜三钱　橘红八分　桔梗八分　薄荷叶五分　款冬花二钱　甘蔗汁一杯（冲）

［复诊］肝为先天，肝阴亏则内失滋养，木火射肺，咳呛淹久，潮热肌削，脉形促数。现当春令，令火渐旺，恐其成怯，拟用静摄。

人参须一钱　制洋参一钱五分　金石斛三钱　川郁金七分　霜桑叶一钱五分　麦冬二钱　川贝二钱　橘红八分　炒丹皮二钱　白芍一钱五分（盐水炒）　枇杷叶二片

［按语］ 何古心《春煦室医案》中，咳嗽治案尤多，有外感、内伤、新咳、久咳、咳痰、干咳、咳呛等各种案例，其治法也有很多，或疏风、或清肺、或泄肺、或清养、或调补、或甘润、或纳气、或调肝肺、或扶土、或肝肺胃并治、或培补肺肾。本案首方用“泄肺”治法，以金沸草（旋覆梗）、苏梗、杏仁、款冬花等降泄肺气，配以甘蔗汁和中润燥；复诊以春天木火渐旺而转用西洋参、石斛、丹皮、白芍等清热养阴之药。用药均取性味温和者，没有大寒大热之品，甘润之药居多，病家服药口感也较舒适，不会觉得苦口难咽。

甘蔗汁，既是食材，也是药材，有滋阴降火的作用，获取方便，口感甘甜，古时医家常用于热性疾病，民国时期的民间验方里用之治疗热性咳喘，以及痧疹等热病。

名 家 方 案

陈莲舫方案

治风温

治咳血兼心悸不寐

治不寐

医家生平

陈莲舫（约1840—1914），名秉钧，江苏青浦（今属上海）人。出生于中医世家，为第十九代传人，悬壶于青浦珠溪（今朱家角镇），医技日渐精湛，四方求医者甚众。上至王公大臣、封疆大吏，下至平民百姓，陈氏皆应而往诊，足迹遍及直、粤、鄂、湘、皖、浙诸省。十九世纪末二十世纪初，陈氏奉召先后五次入宫为光绪皇帝治虚劳之疾，获显效而充御医。同时，《申报》陆续刊登了陈氏为光绪帝诊治的方案。其后，陈氏驻沪行医，门下弟子三百余人，又创设学术团体上海医会。

陈氏医案被广为传抄，民国时期刊行的《清代名医医案精华》《清代名医医案大全》《鲟溪医案选摘要》等均收录了陈氏诊治方案，至今在图书馆中还能看到《陈莲舫先生医案》《陈征君方案》《陈征君医案》等抄本数种。1921年，中华图书集成公司出版了陈氏门人董韵笙校订的《前清御医陈莲舫医案秘钞》（图5）。

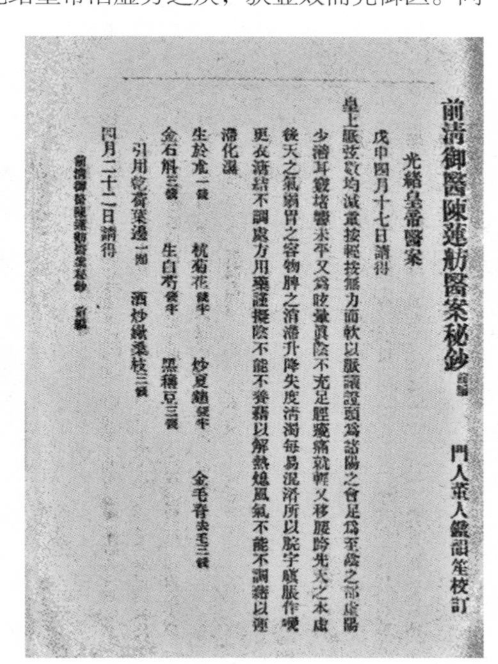

前清御醫陳蓮舫醫案秘鈔 前編　　門人董人鑑韻笙校訂

光緒皇帝醫案

戊申四月十七日請得

皇上脈弦數均減重按輕按無力而軟以脈議證頭爲諸陽之會足爲至陰之部虛陽少潛耳竅堵響未平又爲眩暈真陰不充足脛痠痛就輕又移腿胯先天之本虛後天之氣病胃之容物脾之消滯升降失度清濁每易混淆所以脘宇膜脹作噯更衣溏結不調處方用藥謹擬陰不能不養藉以解熱熄風氣不能不調藉以運滯化濕

生於朮一錢　杭菊花錢半　炒夏麯錢半　金毛脊去毛三錢

金石斛三錢　生白芍錢半　黑穞豆三錢

引用乾荷葉邊一圈　酒炒絲桑枝三錢

四月二十二日請得

前清御醫陳蓮舫醫案秘鈔　前編

图5 《前清御医陈莲舫医案秘钞》1921年铅印本

方案举隅

治风温

男。素属肝旺，新感风温，致肝肺升降失调。始发寒热，接发胁痛，扰动积湿宿痰，连连咳吐痰沫，目黏眵；遂致肝为之热，肺为之燥，痰湿、风温互郁上蒸，满口糜腐，舌剥唇烂，痛不可忍。现在大势均减，仍形寒神疲，耳聋未聪，纳亦未旺。脉浮弦且迟，舌润。阴分之热渐平，中焦之气未复，嗜烟本易伤中气，气不振水谷，皆化痰化饮，所以咳吐胶痰，尤然未平也。以脉合症，拟益气以化痰饮，和阴以熄余邪。

吉林须　大白芍　光杏仁　橘红　　全福梗　淡竹叶　鲜竹沥

次生地　粉蛤壳　炙桑皮　抱木神　方通草　金石斛　枇杷叶

两帖后，先去竹叶，后去通草，减轻竹沥一半。倘大便溏稀，将竹沥尽撤之。加盐水炒米仁、冬瓜子，豁痰勿燥。万一胸中满闷，并去生地。种种加减，防凉化伤中、起戹忒也。

［按语］ 病者有吸食鸦片的嗜好，陈氏认为嗜烟者的体质有中气虚、肝火旺的特点，体内容易积有痰饮。治疗外感发热的风温病，用人参本有闭门留寇之嫌，但考虑到病者热势已减轻，中气偏虚，内有痰湿，因此用了补益作用较弱的吉林参须，以振奋中焦之气，又避免蛮补助生痰湿。治疗发热急症，常需随势转方。本案在首方两帖之后，将随症加减用药一一列出，用药十分谨慎，为病家考虑周到。

治咳血兼心悸不寐

李小姐，罗店。女子以肝为先天。《经》云肝为罢极，遂至营阴不足，气火有余，两胁攻胀，有时刺痛，属肝之横逆；当脘懊侬，有时烦灼，属肝之冲犯，甚至口无津液，两耳发鸣。凌于心，则为惊悸艰寐，刑于肺，则为咳嗽喉涩，连次咯血，且为痰为沫，胶黏难吐。心与肺之见证，无非由肝而发。肝为将军之官，脘腹间升而少泽，扰攘不安，久病不复，自觉力不能支，神不能振，奇经遂失禀丽，居而忽至，毫无色泽，似经非经。种种证情，虚热多而实寒少，虽膏肓发冷，足亦不暖，汗多怯寒，无非营卫不协所致。挟痰挟火，所以实不能攻，虚不受补，偏于凉则碍痰，偏于温则碍火。从本虚标实调理，拟备轻重两方。

轻方：

北沙参　寸麦冬　合欢皮　新会络　瓦楞子　抱茯神　宋半夏　东白芍　黑料豆　旋覆花　绿萼梅　海贝齿　竹二青（玫瑰露炒）　灯心（飞青黛末拌打）　冲濂珠粉二分

重方：

吉林须　东白芍　炒丹参　佛手花　陈秫米　淡秋石　炒阿胶　抱茯神　苍龙齿　川贝母　黑料豆　叭杏仁　冲濂珠粉二分　鸡子黄一枚　煎入龙眼肉二枚（内包川连，外滚金箔）　竹二青（玫瑰露炒）

如心中懊侬难过，或两胁刺痛作胀，姑备急治法。若连诸证，仍服一轻一重正方。

人参（磨汁）　沉香（磨汁）　水梨（打汁）　白芍（磨汁）　地栗（打汁）　人乳汁　甘蔗（打汁）　藕汁

如腹痛去梨汁，脘嘈去地栗汁，倘泄泻，诸汁均不服。汁饮内人参磨汁，不同煎剂发胀。

诸汁调匀温服。如嫌胶黏，略冲开水，徐徐酌服。

［又诊］病情较前略有增减，痰血不发，黑涕渐平，心里懊侬觉减。惟近来见证，仍属肝邪为多，扰于胃则脘胀纳减，得暖为舒，侮于脾则气攻便燥，下屁为松。肝气之旺必由肝营之亏，气无营养，走散无度，其气之逆而上升，又复散而横窜，腹部两胁皆为膨胀，及于腰俞，牵于尾闾，无所不至。其心旁漉漉痛响，小溲短赤，挟动龙雷，内热外寒，左颧发热，背俞愈寒。起病总在于肝，连及于心，牵及脾胃，从中必有挟痰郁火。其不能受补者，为肝病本来拒补，所以用药极为细腻，恐黄连、肉桂（名进退汤），苏梗、参须（名参苏饮），实在不敢轻试。再拟调其气而潜其阳，和其营而清其阴，参以息风豁痰。候政。

轻方：（如洋参不合，改用北沙参）

西洋参　苋麦冬　玉蝴蝶　合欢皮　东白芍　珠母粉　宋半夏
炒丹参　京玄参　抱伏神　柏子仁　佛手花　竹二青　莲子心
煎入左金丸

重方：

北沙参　宋半夏　抱茯神　霍石斛　夜交藤　炒丹参　东白芍
鲜橘叶　炒阿胶　北秫米　远志肉　绿萼梅　合欢皮　柏子仁
叭杏仁　加竹二青　另煎吉林参须三分（冲）　另研濂珠一分（冲）

［复诊］ 近示病情反复甚多，大约春分大节，厥阴当令正旺，所以气攻尤甚，甚至上升欲呕，升之太过，降更无权，扰胃刑肺，失血复发，痰中连次带溢，或为懊侬，或为膨胀，潮热时来数次，皆无一定，并有形寒之象。见证如此，恐交夏先为吃紧，用药以肝为纲领，苟得肝火肝气平淡，不特肺胃不为其侮，而心气亦借以镇摄，并叙大经先生论脉，弦大而缓，恐似脉小病退，脉大病进。是否候政。

北沙参　玉蝴蝶　竹三七　原金斛　炒丹参　川贝母　糯稻根
佛手花　抱茯神　东白芍　炙甘草　沙苑子　新会络　红皮枣

［按语］ 陈氏擅长治疗妇科疾病，认为女子以肝为先天，女科之病多与肝相关，用药多轻清灵动，有“滋阴不用腻，补气不助火”的特点。滋阴用石斛、北沙参、蝉、百合为主，补气用西洋参、吉林参须、黄芪皮等为主。本案病者咳血、心悸难眠、两胁胀痛、月经不调，陈氏诊治尤为细心，仔细辨其寒热虚实，处方备有轻、重两方，以及备急之方，择药加减交代清晰。

治不寐

郑晓翁。连日候脉，两尺寸皆静软无疵，惟两关屡见不和，或为弦，或为滑，且右大于左。大致运谷失职，输精无权，每每积痰郁热，触动肝邪，两三日必发艰寐之疾。发则彻夜不寐，胁间跳动，本阳明大络也，偏右为甚，属厥阴冲犯也。考血不归肝则不卧，胃不和则卧不安，其本虽在心肾，其为病之由，仍关肝胃，所以将睡未睡之时，倏而攻扰，倏而烦躁。且头亦发眩，耳亦发鸣，其为龙雷升而不降，即为神志合而复离。《经》云："水火者，阴阳之征兆也；左右者，阴阳之道路也。"尊年水火失济，左右失协，若是则潜育为正宗，无如舌苔或白或腻，有时花剥，中焦运化不灵，用药当照顾其间，拟方候政。

吉林须 生白芍 煅龙齿 杭菊花 石决明 抱木神 野蔷薇

黑芝麻 法半夏 炒丹参 夜交藤 新会络 竹二青 龙眼肉

［复诊］尊体之证，重在阳不交阴，不全属阴不纳阳。虽不寐之证，以阴阳混言，用药尤须分重在阴、重在阳。用阳药忌温燥，忌升举，为照顾阴分也。用阴药忌滋腻，忌填纳，为照顾阳分也。又亏损欲补，须照顾痰热；痰热欲平，须照顾亏损。虽方药清虚，而功效可卜。自夏至秋，借此调理。《内经》所谓"阴平阳秘，精神乃治"，以颂无量福寿。

吉林须 沙苑子 法半夏 炒枣仁 陈阿胶 金石斛 抱木神

合欢皮 黑料豆 左牡蛎 新会络 竹二青 大丹参 龙眼肉

［三诊］连示病由，心动艰寐，肝旺胁痛，夏秋来不至大发，而痰邪湿热因时作虐，更衣甚至十余日一解，三日五日亦不定，渐至头眩耳鸣，神疲脘闷。大致脾使胃市失司，清升浊降愆度，痰与湿用事，气与阴益亏，上焦肺失宣化，下焦肠液就枯，确是虚闭而非实闭。可知阴液无以涵濡，且阳气无以传送，半硫丸通阳宣浊，温润枯肠，而久服似非王道。并序及左脉细弱，右较大，现在已属深秋，邪势当亦默化潜移。拟方附加减：

西洋参钱半 鲜首乌三钱 晚蚕砂钱半 柏子仁三钱 金石斛三钱 淡苁蓉三钱 远志肉钱半 东白芍钱半 法半夏钱半 陈秫米钱半 大丹参钱半（猪心血炒） 抱茯神三钱（辰砂拌） 加盐水炒竹二青钱半 白木耳三分（洗，去沙）

此方为大便艰滞难行而设。素患心阴受伤，屡屡寤不安寐，肝阳易炽，屡屡胁痛气阻，均能兼顾。如大便转润或口喉发燥，皆停服。

如服数剂后，大便仍然数日一行，坚燥难下，将五仁汤，用光杏仁、郁李仁、火麻仁、瓜蒌仁、松子仁各一两，同捣破而不烂，浓煎汤代水煎药，自无不效，通即停服。如欲少少通润，不用五仁汤，单服煎方。

调理方：

西洋参钱半 淡苁蓉三钱 真川贝钱半 抱茯神三钱 佛手花四分 东

白芍钱半 九制首乌三钱 宋半夏钱半 白归身三钱 杭菊花钱半 新会络一钱 大丹参（猪心血炒）钱半 加玫瑰露炒竹二青钱半 甜杏仁十粒（去皮尖）

如溏稀，去苁蓉，白归身改用土炒；如满闷，去首乌。

此方专治艰寐属心肾虚，又治胁痛属肝气滞，至于中满停滞，头眩耳鸣，痰湿虚阳内风，无不可以兼顾。未进寒冬，可随时调理。

膏方：

九制首乌三两 焙甘杞两半 潼蒺藜二两 酸枣仁（炒，不碎）二两 佛手花五钱 原生地三两 淡苁蓉三两 川杜仲（盐水炒）三两 白蒺藜（去刺）三两 新会络八钱 潞党参三两 抱茯神（辰砂拌）三两 范志曲两半 宋半夏两半 西洋参二两 沉香屑四钱 寸麦冬（去心）两半 大丹参（猪心血炒）三两 加红旗参（酒漂）四两 龙眼肉七十枚 湘莲子（去心）百粒 白木耳（洗去沙）两二钱

以陈阿胶三两，龟板胶三两，收膏。

膏方药释义：尊恙大致属气阴两亏，心肝脾三经同病。艰寐属心气不宁，心阴就损。胁痛属肝气有余，肝阴不足。至脾气少运，则为旧病之停滞，而脾阴又虚，则更为近病之便艰，方用茯神、丹参、枣仁、龙眼、湘莲以补心阴而益心气；首乌、杞子、潼蒺、白蒺、杜仲、橘络、沉香、佛花以调肝气而养肝阴，不特艰寐、胁痛两者可除，即头眩耳鸣无不可兼顾。若党参主在培中益气，佐半夏之辛，合范曲之消，脾之痰湿由此分化。独是停滞屡发，固当责之脾气之虚，而大便少行，又未可专责诸脾阴之弱，不得不以肺胃为关键也。考肾为藏精之所，且为二便之司；肺为生水之源，复属大肠之里。以生地、苁蓉、红旗参、阿胶、龟板温肾气，滋肾阴，洋参、麦冬、白木耳清肺气，和肺阴，而后肾可作强也，肺可司钥也，则心肝之病两有裨益，而仓廪而传道诸官亦无旷职之虞矣。

［按语］失眠是老年人的常见病，且多虚实夹杂，治疗不易。本案病者为一位老翁，身体虚损，又兼有痰热，常常失眠，陈氏把握阴阳虚实的用药配比，以白芍、菊花、石决明、龙齿、牡蛎等平肝潜阳，半夏、橘络、茯苓等化痰，芝麻、阿胶、黑料豆、石斛等滋肾阴，加以夜交藤、合欢皮、丹参等安神之药。病者在夏秋时节服药一段时间后，病症缓解，但便秘难解。陈氏用首乌、肉苁蓉等润肠通便，并以五仁汤备用。在将

近寒冬时节，又开设膏方用于调理，较之汤方更加全面考虑，顾及了心肝脾肾肺五脏虚实。膏方后面附有详尽解释，陈氏将诊断、用药思路一一告知病者，使得患者或其家属也能知晓医生治疗用药意图，如此深入的医患沟通，值得当下学习。

以上咳血、不寐两案，都记载于《陈莲舫医案秘钞》。门人董韵笙归纳陈氏处方用药有“君臣佐使配合灵妙，能兼治诸症”“往往将现在、将来合以为治，预防变症”“治病不为高远之说，用药不尚峻烈之品”等特点。可以看出陈氏处方心思缜密。病症轻者予轻方，重者予重方，急者有急治法，缓者有调理法。用药方式不限于通常煎剂，汁饮方、膏方，视病势与时节而灵活应用。

名　家　方　案

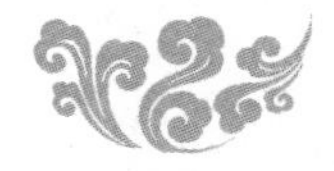

赖元福方案

治喘逆

医家生平

赖元福（1849—1909），字嵩兰，居于江苏青浦珠溪（今上海朱家角镇），为当地名医，声誉远及沪、苏、嘉、湖一带，与陈莲舫齐名，人称“陈、赖”。沃丘子《近代名人小传》中称陈、赖“皆青浦人，莲舫宗叶天士，嵩兰宗陈修园。海通后，南中名医恒来沪上，负虚名者多，鲜有能及二人者。唯莲舫少精锐气魄，力不逮嵩兰”。赖氏一生门人50多，遍及青、昆、松、沪、太、苏、嘉、湖等地，定受业期为三年，以保证师门的教学质量。弟子中以上海秦文渊、闵行陆龄百、朱家角唐仁斋为最著。著有《碧云精舍医案》，但原书已难觅见。赖氏医案传抄者颇多，但没有刊行传世。名医巢崇山之孙巢念修，曾于书友手中购得《赖氏脉案》抄本二册，亲自重新装裱，并根据《青浦县续志》所记书名而题此书为《碧云精舍医案》。书中收载赖氏临证实录式医案约213则，上册卷首附赖氏手书门诊方案一叶（图6、图7）。

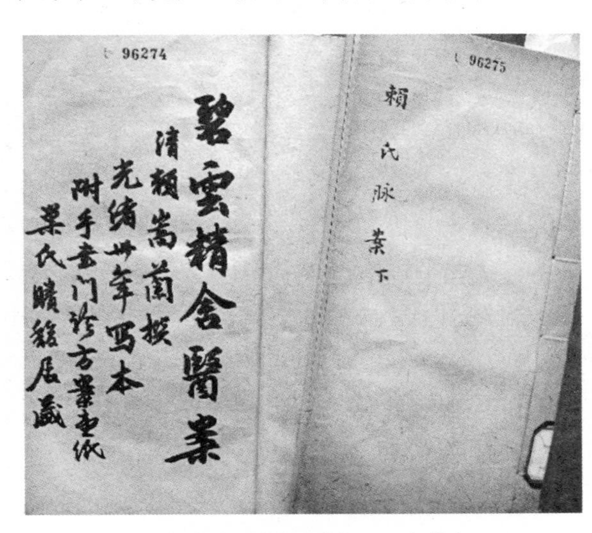

图6 《碧云精舍医案》1904年抄本

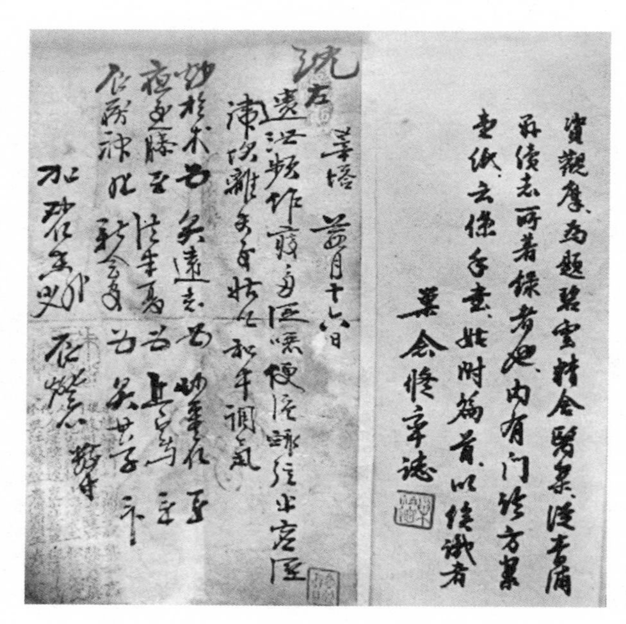

图 7 《碧云精舍医案》附赖元福手书门诊方案

方案举隅

治喘逆

协君，咳呛喘逆，已经有年，今则骤然气促痰升，昼夜不能安卧，痰沫窒塞，胸臆甚感气不舒展，额汗黏腻频作，按脉沉细带弦，尺部细弱如丝。此由气郁伤肝、肝阳上逆，以致肺气失降，肾气上冲，中无砥柱所致。恐其上下之气不相维续，即防喘脱。鄙拟培中摄纳、柔肝理气，未识然否，即请主裁。

老山参（另煎冲）四分　菟丝饼三钱　新会皮（盐水炒）钱半　蛤蚧尾五分　沙苑子三钱　杜苏子三钱　真坎炁（酒洗）一条　怀牛膝（盐水炒）三钱　云茯苓四钱

加　沉香汁（磨冲）三分　川郁金一钱

用淮小麦四钱、洋青铅一两，二味煎汤代水，以水煎药。

［又方］ 前拟培中益气，摄纳肾真之品，服之喘逆渐平，气促已止，

咯痰未爽，卧难着枕，腑闭得宣，溲溺频数。显系中气大亏，脾不输津，蒸痰阻气，肺气失于清肃，肾气由此上浮。按脉沉细，左手带弦，尺部微弱。俾得中阳输运，方可转危为安。交节伊迩，尤宜谨慎，拟方仍候主裁。

台人参（另煎冲）六分　新会皮（盐水炒）钱半　杜苏子（蜜炙）三钱　野于术钱半　仙半夏钱半　怀牛膝（盐水炒）三钱　云茯苓四钱　真川贝（去心）二钱　白石英（煅）四钱

加　凤凰衣八分　银杏肉（打）三钱

用秋梨皮一两、淮小麦四钱，二味煎汤代水，以水煎药。

加减方：

加全福花（绢包）钱半、冬瓜子三钱，入白芥子钱半、枇杷叶（去毛）。减台人参、怀牛膝，去银杏肉、秋梨皮、淮小麦。

［又方］　前拟培中摄纳之法，服后气促渐平，咳呛痰喘均减，舌液得回，汗泄已止，皆佳兆也。惟胃纳未充，寤不安寐，按脉濡细，尺部沉弱，此关中气当虚，脾不输津，浊痰阻气，肺气未宣，冲气上逆。东垣谓：脾为生痰之源，肺为聚痰之器。以肺主出气，肾主纳气故耳。再拟和脾调中，参以摄纳肾气为治，勿使复剧为幸。拟方候主裁。

台人参（另煎冲）八分　菟丝饼三钱　杜苏子三钱　生于术钱半　怀牛膝（盐水炒）三钱　新会皮钱半　云茯神四钱　白石英（煅）四钱　真川贝（去心）钱半　蛤蚧尾五分　东白芍三钱　甜杏仁三钱

加　凤凰衣八分　银杏肉三钱

用太阴元精石五钱、左顾牡蛎五钱，二味煎汤代水，以水煎药。

［又方］　咳呛痰沫，行动气促，卧不着枕，左胁隐痛，呼吸皆碍，胃不思纳。按脉沉细，左手带弦，两尺微细，重按无神。此由中气大亏，脾不输津，气火交炽，炼津为痰，阻遏中路，肺气失降，肾气上浮，中无砥柱所致。恐其上下之气不相维续，即防虚脱，勉拟培中纳气之法，未识然否，以候裁政。

吉林参（另煎冲）六分　菟丝饼三钱　绵杜仲（盐水炒）三钱　真坎炁（酒洗）一钱　沙苑子三钱　云茯神（辰砂拌）四钱　蛤蚧尾六分　怀牛膝（盐水炒）三钱　新会皮钱半

加　紫衣胡桃肉三钱　凤凰衣一钱

另服金匮肾气丸二钱。

加减方：

加杜苏子三钱、甜杏仁三钱、川贝母二钱。减菟丝饼、沙苑子、凤凰衣。

［**按语**］《青浦县续志》记载称“赖氏精通脉理，能起沉疴”，《中国历代医史》称赞赖氏“处方之精密轻松、见理至当”。沃丘子称赖氏学宗陈修园，推崇《伤寒论》。本案病家喘证多年，骤然急发，症情危急，赖氏以老山参、半夏、茯苓、陈皮、川贝等健脾化痰，以坎炁、蛤蚧、沉香等摄纳肾气，配以镇逆的矿物药，用药较狠。首方所用洋青铅，有镇逆坠痰之功效，近代诸多医家用于治疗咳喘吐血及外科病症。此药因其有毒，不可久服，当前医生已不用此药。

名　家　方　案

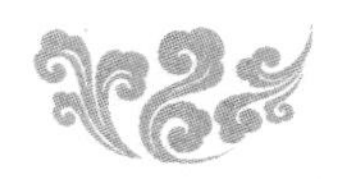

汪莲石方案

治中风

治喉科重症

医家生平

汪莲石（1848—1925），名岩昌，晚年号弃叟。江西婺源人。出身于书香门第，20岁在江浙一带以幕僚为职。由于自己患病屡治不愈，父亲又因病亡故，故而自习医书，于《伤寒论》研究颇深。30岁左右在宁波做宁绍台道薛福成幕僚，因治愈宁波郡守胡练溪之疾，而受到浙江官医局名医仲昂庭赞赏，于是声名大噪，求治者日众，以至于转入官医局，以行医为主业。1894年，甲午战争爆发，汪氏原拟北上，后因战事谈和而留居上海，以医为业，热心公益，以徽州旅沪同乡会名义筹办徽宁医院，救济贫病。恽铁樵、丁甘仁、程门雪等医家都曾问学于汪氏，汪氏授以生平所著《伤寒论汇注精华》。此书初稿附有汪氏重症治验，可惜被白蚁蛀烂而未得留存。医家薛逸山的《澄心斋医案辑录》中收录了汪莲石完整医案六则，记录患者就诊时间、症状、舌脉，医家辨症分析、治法、用药用量，以及疗效等。薛氏评价汪莲石："先生以幕府而淹通医学，非悬壶行道者，然胆识过人，治愈险症颇多，于窦材《扁鹊心书》及舒驰远《伤寒集注》极有心得，故其用药每多神似。"（图8）

方案举隅

治中风

侨寓申江安徽汪莲石治同道费访壶中风症方。

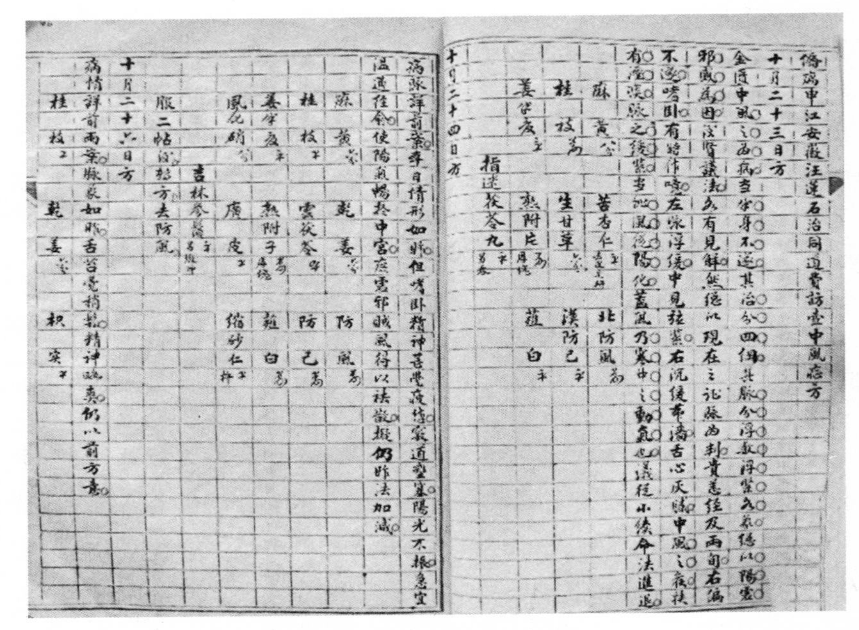

图 8 《澄心斋医案辑录》汪莲石方案

［十月二十三日方］《金匮》中风之为病，当半身不遂，其治分四纲，其脉分浮数、浮紧各象，总以阳虚邪盛为因。后贤议法，各有见解。然总以现在之证脉为判。贵恙经及两旬，右偏不遂，嗜卧，有时作噫。左脉浮缓，中见弦紧；右沉缓带涩。舌心灰腻。中风之候，挟有湿痰。脉之缓紧当非风从阳化，盖风乃寒中之动气也。议从小续命法进退。

麻黄八分　桂枝钱半　姜半夏三钱　苦杏仁二钱（去皮尖，研）　生甘草六分　熟附片钱半（厚块）　北防风钱半　汉防己二钱　薤白二钱　指迷茯苓丸二钱（另吞）

［十月二十四日方］病脉详前案。本日情形如昨，但嗜卧，精神甚觉疲惫。窍道壅塞，阳光不振。急宜温通经俞，使阳气畅于中宫，庶虚邪贼风得以祛散。拟仍昨法加减。

麻黄六分　桂枝一钱　姜半夏三钱　风化硝八分　干姜六分　云茯苓四钱　熟附子钱半（厚块）　广皮一钱　防风钱半　防己钱半　薤白钱半　缩砂仁一钱（杵）　吉林参须二钱（另炖冲）

服二帖后，转方，去防风。

［十月二十六日方］ 病情详前两案，脉象如昨，舌苔觉稍松，精神略爽，仍以前方意。

桂枝一钱 炒于术二钱 姜半夏三钱 风化硝八分 干姜六分 云茯苓五钱 制附子二钱(厚块) 炒甘草六分 枳实一钱 泽泻钱半 薤白二钱 缩砂仁钱半(杵) 吉林参须(另冲)二钱

服二帖后，转方，加益智仁钱半。

［十月二十八日方］ 病情无甚出入，脉象亦如昨，惟舌苔铺出白腻满布，大解数日未降，饮痰寒气未肯就下，宜温通再进一步。

炒于术二钱 炒茅术钱半 益智仁钱半(杵) 制半夏三钱 缩砂仁钱半(杵) 干姜八分 云茯苓五钱 制熟附二钱(厚块) 淡苁蓉三钱 锁阳二钱 薤白二钱 吉林参须二钱(冲)

［十月二十九日方］ 阳气有微通之意，但脾胃为浊痰寒所困，甚惫。欲伸土权以化痰浊，非壮火以生之不可。

炒于术二钱 炒茅术钱半 益智仁钱半(杵) 制半夏三钱 干姜八分 云茯苓六钱 厚块附片二钱 鹿角霜三钱 破故纸二钱 砂仁钱半(杵) 炒川椒六分

［十一月初一日方］ 大解数日未降，脾阳不用，燥湿不调，候属虚秘，并非热结，似非丹药不为功。中风本大症候，亦非寻常方剂可以取效。鄙人有杭州之行，议存一方，力就平稳，一面可以多投，仍请随时斟酌。

桂枝钱半 生义芪三钱 制半夏三钱 破故纸三钱(炒) 云茯苓六钱 厚熟附块二钱 炒广皮钱半 缩砂仁(杵)钱半 金液丹一钱(另吞)

［十一月十三日方］ 风痰均有向化之意，胃气亦动，右偏手足似觉有知觉。弦脉略和。究竟以温火运土化痰通络为正法。

炒于术二钱 益智仁钱半(杵) 姜半夏三钱 炒义芪三钱 云茯苓五钱 厚熟附块三钱 炒广皮钱半 胡芦巴二钱(炒) 缩砂仁钱半(杵) 炒川椒六分

［十一月十八日方］ 右偏手足居然已能举动，可以勿虑痿废。左脉亦渐和，惟右浮中两部尚未能九候如一。成效已彰，仍主前法。

厚熟附块三钱 炒义芪三钱 炒于术三钱 制半夏三钱 云茯苓五钱 炒广皮一钱 缩砂仁钱半(杵) 益智仁二钱(杵) 破故纸(炒)三钱 胡芦巴三钱(炒) 炒川椒六分 指迷茯苓丸三钱(另吞)

服数帖后，去茯苓，加真北枸杞三钱。

［十一月二十九日方］ 温脾肾以宣达经脉，则伏痰风湿可渐清化，仍以前法加减。

厚熟附块三钱　清炒义芪三钱　炒松于术三钱　姜半夏三钱　益智仁钱半（杵）　炒广皮一钱　缩砂仁钱半（杵）　炒杜仲二钱　炒狗脊三钱　猺桂末四分（冲）　指迷茯苓丸钱半（另吞）

［十二月初九日方］ 右偏手足酸痛不减，总由脾胃络气中阴邪留恋。身中之阳尚不足以驱之外出，抑亦隆冬天地痞塞，阳气未易鼓动发生也。

厚熟附块三钱　炒于术三钱　煅牡蛎二钱　缩砂仁钱半　生义芪三钱　老桂木钱半　姜半夏四钱　酒炒桑寄生四钱　云茯苓五钱　益智仁钱半（杵）　炒广皮一钱　真血片一钱（研末另冲或另炖服）

［按语］ 清代、民国时期，风劳鼓膈（中风、虚劳、水肿鼓胀、噎膈反胃）是四大难治之证。在那个时候，中风患者较多，但是很少有治愈者。本案病者费访壶，是中华医药联合会会长，曾与丁甘仁、夏应堂、谢利恒等人发起创办上海中医专门学校。费氏中风偏瘫，时值寒冬，病发二十日后，请汪氏诊治。汪氏认为病者高年体弱，脏腑功能衰退，诊断其证为阳虚挟以湿痰，用唐代古方小续命汤合指迷茯苓丸加减治疗。汪氏在处方中，去掉了小续命汤原方的黄芩、白芍、川芎，全用温热、通阳、燥湿、益气之品，连用二十日，始有小效，右侧偏瘫手足渐渐可以活动。医家薛逸山对所取得的治疗效果颇为认同："费君瘫痪卧床，自经诊治，日有起色，竟能勉强行动，足征治法之不谬。"但汪氏的治疗并未使费氏彻底痊愈，薛氏也感到十分遗憾："惟未曾收功，年余仍逝，殆天禄永终欤。"

治喉科重症

任燮藩，寓沪宁波商人。其如夫人患喉痛，"寒热，咽关红肿，喉底布腐"，延医就诊，先就三医，或诊其为白喉，或诊为喉蛾，或诊为锁喉痈，处方多用银花、连翘、豆豉、滑石、马勃、射干等辛凉轻清之品

（此处略去具体治案），但患者病势日剧，“口开仅能容一箸，颈项不能转顾”，转请汪氏诊治。

［四月初五日晚汪莲石方］ 据述喉痛先有白点肿起，恰值月期行已多日，并牙肉咽喉均肿，牙关不开，咽饮俱难，大解亦连日不降。经谓喉痛暴痛无热，久痛无寒，况值经期，初进之方总宜清散，不得一味寒凉，致瘀凝热结，渐成危险之候，勉与兼逐瘀法。

麻黄一钱　苦杏仁一钱（去皮尖）　成块生石膏八钱　生大黄二钱（勿煎，用陈酒浸捣绞汁冲）　桃仁二钱（去皮尖）　红花三钱　枳实一钱　生甘草五分　薄荷叶一钱　射干四钱

逸山按：初六晚任君来述，上晚七句钟服汪药，夜半三句钟更衣，一周时便行四次，均不多，非大泻，糟粕色黑，便行后，向之小溲点滴者，今已畅行矣。口开可容一汤匙，颈项亦能转顾，黑苔渐退，病已出险云。

［四月初六日方］ 大解已降，牙关稍开，喉肿亦稍消，仍以前法。

麻黄一钱　苦杏仁二钱（去皮尖）　成块生石膏八钱　生大黄二钱（照前法）桃仁二钱（去皮尖）　红花三钱　生甘草五分　薄荷叶一钱　毛射干三钱　制乳香没药各三分

吹药珠黄散

［四月初七日方］ 右边内外肿俱消，左边喉耳内外肿仍未退，稍能进食，已属转危为安。

柴胡二钱　薄荷叶一钱　生甘草五分　制川连一钱　毛射干四钱　苦杏仁二钱（去皮尖）　枳壳二钱　桃仁二钱（去皮尖）　红花二钱　制乳香没药各三分

［四月初八日方］ 喉痛如昨未减，仍以下法。

麻黄一钱　苦杏仁三钱（去皮尖）　成块生石膏八钱　生甘草四分　毛射干四钱紫马勃三钱　飞青黛二钱　薄荷叶一钱　生大黄三钱（照前法）　元明粉三钱　知母三钱　黄柏三钱　制乳香没药各三分

［四月初九日方］ 左肿未消尽，仍以前法。

成块生石膏八钱　苦杏仁二钱（去皮尖）　生甘草四分　薄荷叶一钱　飞青黛二钱　连翘三钱　山豆根三钱　枳实一钱　酒黄芩钱半　制川连一钱　生大黄三钱（照前法）　制乳香没药各二分

［四月初十日方］ 牙颊肿尚未全消，仍以前法。

成块生石膏五钱　生甘草三分　薄荷叶一钱　飞青黛二钱　连翘三钱　山豆根三钱　知母三钱　制川连一钱　生大黄二钱（照前法）　枳壳钱半　酒黄芩钱半

［四月初十二日方］　咽喉已愈，左腮颊肿未消净，仍以前法。

成块生石膏六钱　生甘草四分　薄荷叶一钱　天花粉三钱　黑山栀钱半　山豆根三钱　知母二钱　制川连一钱　苦杏仁二钱（去皮尖）　枳壳钱半

［四月初十五日方］　喉痛全愈，惟睡觉后口燥咽干，咽津仍有微碍。

薄荷叶一钱　山豆根三钱　生甘草三分　金石斛三钱　天花粉三钱　紫丹参三钱　火麻仁四钱　枳壳二钱　生谷芽四钱　鲜芦根一两

［按语］　病家咽喉肿痛十多天，以至牙关不开，咽饮俱难，大便不行，症情急重。之前的医家于“白喉”“喉蛾”“锁喉痈”诊断不一，疗效不佳，而汪氏未论病名，以病家正值经期，考虑为瘀凝热结之证，用《伤寒论》麻杏石甘及桃核承气汤之意，一服即效，十天痊愈。麻杏石甘汤可宣发解表、清泄里热，桃核承气汤可通下逐瘀泻热。桃核承气汤原用于治疗血瘀经闭等下焦蓄血证，本案用此方，却有上病下治之妙。

名 家 方 案

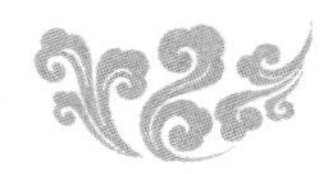

费绳甫方案

治中风
治咳血
治癃闭
治不寐兼阳痿

医家生平

费绳甫（1851—1913），名承祖，江苏武进孟河人。孟河名医费伯雄之孙。承家学，精于临症，求诊者日以百计。中年迁居上海。费氏在治虚证上别有心得，重视调和胃气。费氏认为古代名医李东垣善于补阳，朱丹溪善于补阴，行医者应当吸取两家之长而弃其短，宗其法而不泥其方。在用药上，费氏以“切见症，切病原，切气候，切体质”为四大要点，提出“轻病用轻药，轻不离题；重病用重药，重不偾事”的原则。其部分医案有抄录本由后人留存（图9）。民国时期刊行的《孵溪医案选摘要》收录了费氏医案。费氏次婿徐相任将费氏祖孙医案整理刊行，书名《孟河费氏医案》。

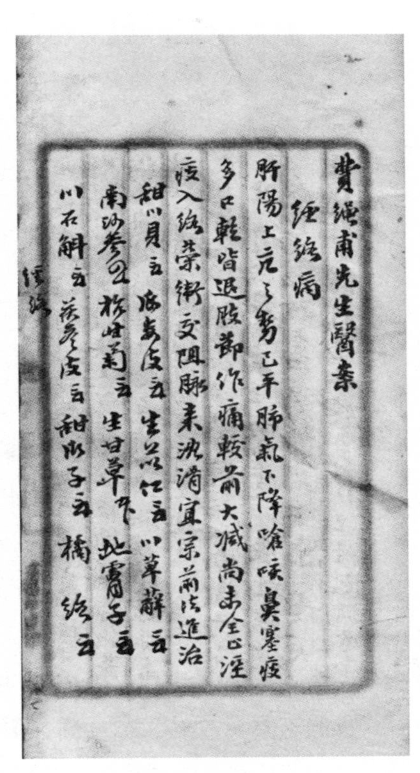
費繩甫先生醫案
經絡病
肝陽上亢之勢已平，肺氣下降，嗆咳鼻塞痰多口乾皆退，股節作痛較前大減，尚未全止，溼痰入絡，榮衛交阻，脈來沈濇，宜宗前法進治
甜川貝三 新會皮三 生苡仁三 川萆薢三
南沙參四 杭甘菊三 生甘草五分 地膚子三
川石斛三 茯苓皮三 甜瓜子三 橘絡三

图9 《费绳甫先生医案》抄本

方案举隅

治中风

案1 上海钱润身之令堂，年届六旬，忽患中风，舌不能言，右手足麻木不仁。他医用至宝丹不应，又用保元汤，病转剧，神识昏迷。延余诊之，脉来浮弦滑数。此痰热内盛，牵引外风，阻塞清窍，机窍不灵，且风痰内中包络，神昏舌强。与治宜芳香宣窍者迥别，与气虚痰盛，气促汗多，治宜益气豁痰者，又复不同。遂用：

羚羊角一钱　双钩藤钱半　蝉衣一钱　川贝母三钱　天花粉三钱　川石斛三钱　橘红一钱　淡竹沥二两

服至六剂，舌即能言。照前方去蝉衣、钩藤，加南沙参四钱，丝瓜络钱半，桑枝三钱，麦冬三钱。

连服十剂，右手足运动如常而愈，后三年复中而殁。

案2 新简广东盐运使国都转，旗人，出京赴任，道经沪上，忽患中风，神迷不语，右手足麻木不仁，就诊于余。诊脉浮弦缓滑，此外风挟痰直中。祛风豁痰，尚可望愈。遂用：

双钩藤三钱　冬桑叶三钱　甘菊花二钱　化橘红一钱　制半夏钱半　川贝母三钱　直僵蚕二钱　竹沥二两　姜汁半匙（冲服）

连进二剂，而神清能言，右手运动如常，惟右腿足尚觉麻木酸痛，必须扶持而后可行。外风已解，胃气流行，而筋络中湿痰未化，营卫周流至此阻滞。治必清化络中痰湿，俾营卫通行无阻，方可投补。倘补之太早，致湿痰漫无出路，恐成偏枯。照前方去钩藤、桑叶，加丝瓜络三钱、桑枝三钱。都转急欲履新，更医竟投温补，闻得五六日后，舌强言蹇，右半身不遂，竟成废人，甚可惜也。

［按语］ 费氏治疗中风的方案不少，多以祛风豁痰治法取效。新鲜竹沥豁痰效佳，诸多医家喜用。费氏用鲜竹沥达二两，即60克之多，且配合钩藤、蝉衣、僵蚕等平肝息风药。此两案病家均为中风初期，神识

昏迷，半侧手足麻木，急予治疗，均神清能言。前者在服药十余剂后手足运动如常而愈，但后者则未从费氏之疗法，过早转用温补，以至偏瘫不愈。

治咳血

案1 浙江陈子高，呛咳咯血，内热口干，饮食减少，肌肉消瘦，精神萎顿，势濒于危，延余诊治。脉来细弦而数。肾阴久虚，水不涵木，肝阳上亢，销烁肺阴；金受火刑，清肃无权，势已成损，不易挽回。遂用：

西洋参钱半　女贞子三钱　生白芍钱半　生甘草三分　川贝母三钱　川石斛三钱　冬瓜子四钱　生谷芽四钱　冬虫夏草一钱　毛燕三钱（绢包煎汤代水）

服药二剂，血止热退，餐饭已加。再服二剂，呛咳渐平，精神亦振。

照方分两加二十倍，再加大生地八两，煎三次取汁，冰糖一斤收膏。每用一大匙，约六钱，开水化服。每日早晚各服二次。膏滋一料服完，病已霍然。

案2 安徽张莘叔，患咳嗽吐血，其色鲜红，发必盈碗盈盆，面赤足冷，其势甚危。余诊其脉细弦。此龙雷之火，升腾无制，络血因此上溢，非阴虚阳亢，宜用清滋可比，舍引火归原，别无良法。方用：

九制熟地四钱　山萸肉钱半　淮山药二钱　牡丹皮钱半　云茯苓二钱　福泽泻钱半　上肉桂三分（饭丸过服）

一剂血止，面赤退。再剂咳平，足亦温。

遂照前方分两加二十倍，研为细末，另用猪脊髓一斤半，牛骨髓八两，羊骨髓八两，煮烂，打和为丸，如梧桐子大。每服三钱，开水送下。丸药服毕，恙已不发，身体康健胜常。

［**按语**］此两案咳血，病势均危，已属难治。费氏先以汤剂迅速控制出血，再以膏剂或丸剂长服收功。第二案中，费氏认为病者咳血是由于“龙雷之火，升腾无制”。龙雷之火是比拟潜藏于人体下焦的元阳，元阳浮越于上，医家多用肉桂引火归原。费氏之方，取张仲景桂附八味地黄丸，去除附子，加入动物骨髓，共治丸药。

治癃闭

广东周佐庭，素来大便燥结，因解时努力气坠，致小溲不通，少腹作痛，势极危险，急延余诊，脉来细涩。此营阴两亏，诸经失润，又复气虚下陷，气化不行。先以大田螺一个、车前草一株，捣烂，加麝香三分，贴脐上水分穴，顷刻小溲即通，腹痛亦止。遂用：

别直参二钱　西洋参二钱　当归二钱　苁蓉三钱　枸杞二钱　麦冬三钱　麻仁三钱　瓜蒌仁三钱　杏仁三钱　柏子仁二钱　陈皮一钱

连服十剂，大便通畅而痊。

［**按语**］病家大便燥结，小便不通，症情较急，费氏先以田螺、车前草、麝香外敷以通利小便，即刻获效。这是江南医家治疗癃闭常用外治法，亦有加入葱、蒜及其他药物共捣外敷的。由于麝香比较贵重且难觅，晚清医家王孟英曾以田螺、大蒜、车前草三味药共捣，贴脐下利尿治疗癃闭。

治不寐兼阳痿

苏松太镇台张韶臣军门，彻夜不寐，心烦懊侬，难以名状，遗精阳痿，已经年余。遍治罔效，延余诊视。脉来弦大而滑，此阴虚阳亢，心肾不交，治必育阴潜阳。

大生地三钱　生龟板四钱　左牡蛎四钱　杭白芍二钱　女贞子四钱　大麦冬三钱　川石斛三钱　云茯神三钱　薄橘红五分　鸡子黄一个

连进三十剂，心烦懊侬已止，入夜能寐而未酣，惟遗精阳痿依然。肝阳已平，心肾交通，而肾阴尚虚，精气不固。

照前方加九制熟地三钱，川黄柏一钱，猪脊髓一条。接服五十剂，遗精止而阳纲振。

军门年已五旬，尚无嗣续，来年妾生一子，军门喜甚，曰：遗精烦躁，彻夜不寐，固是阴虚阳盛，至于阳痿，多属阳虚，前服鹿茸，阳痿更甚，今服阴药，阳纲即振，君熟审阴阳而不胶柱鼓瑟，足见神奇。

［按语］ 阴阳、虚实、寒热、表里是中医诊断辨证的基本纲要，在临床上还会遇到真真假假的分辨。就如本案中，病家彻夜失眠，且遗精阳痿，自认为阳痿即阳虚，服用鹿茸以壮阳，结果适得其反。医家费氏认为此病当属肾阴亏虚，肝阳上亢，治疗上采用了养阴潜阳的方法。他以禾苗作比喻来说明治疗用意：“孟子谓七八月之间旱，则苗槁矣，天油然作云，沛然下雨，则苗勃然兴之矣。”这种治疗方法，也称之为“滋水涵木”。

费氏在用生地、白芍、女贞子、石斛、麦冬等大量养阴药的同时，加入了龟板、牡蛎以潜阳，牡蛎同时还有安神作用。清代医家喻嘉言在生活中观察到，有经验的渔农大多会在鱼池中搁置蚌壳介类生物，以防鱼受惊而跳出鱼池，由此悟出一个治疗真阳上越的“畜鱼置介”法。肾为水脏，而真阳居于其中，就犹如水中畜鱼。对于真阳上越之病证，喻氏用龟板、鳖甲、牡蛎等介类沉重下伏之物，引真阳潜伏不动。这个方法被后世医家应用于中风、眩晕等疾病的治疗，本案费氏的治疗用药也有此意味。

名 家 方 案

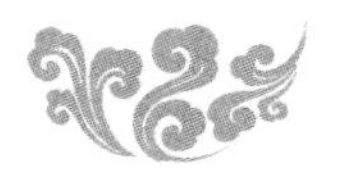

张氏世医方案

治风温

医家生平

张氏世医居于江苏上海县（今属上海市），第八代传人张玉书（1822—1867）擅治伤寒与时病，其子承其衣钵。尤其是四子张骧云（1855—1925），医术佳而诊金低，求诊者络绎不绝，医名盛于父、兄，中年耳聋，妇孺皆尊呼“张聋甏”，张氏亦不避讳，乃至其逝世二十年，民间报端依然流传着“张聋甏”的医事佚闻。

张氏世医代有名医，但其医学著作却极少问世，医案之流行传世亦为罕见。民国时期，医案在张氏医术传承过程中有着重要作用，后辈除了习读经典医书之外，尚须认真抄录祖上临证医案以领悟家学。张星若（张骧云长子）在晚辈抄录的《临证医案》批语：“此医案乃祖上传流本，为至宝，决不可借于别人。案中用药大有深意，不可轻视……须遵祖宗之训，勿效客医之习，衣服正，心术正，行道宜慎，勿堕百余家声。”

目前馆藏的张氏世医方案有《秘诀》（张蔚云抄）、《临证医案》（张杏园抄）、《临诊医案》（张仲木抄）（图10）。

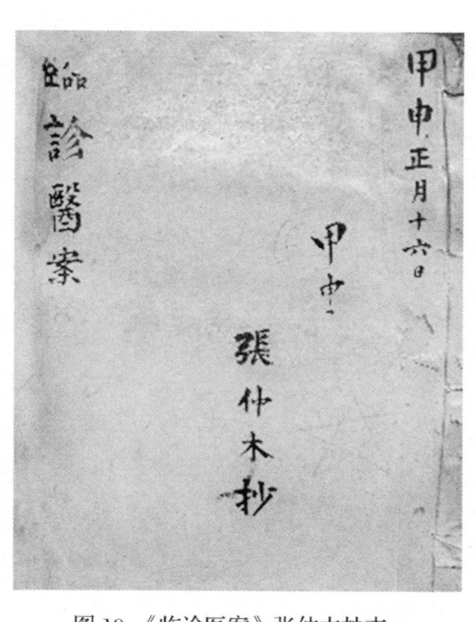

图10 《临诊医案》张仲木抄本

方案举隅

治风温

蒋客光，住小蓬莱前。

［第一方］风温身热已解未凉，现发红点未透，脉形弦数，舌滑，怫郁内阻，中脘未舒。此系时邪内伏未解，症非轻视，恐防转传，宜疏解，候政。

淡豆豉三钱　前胡一钱五分　荆芥一钱五分　橘红一钱五分　杏仁（去皮尖）三钱　大力子（开）三钱　桔梗一钱　象贝（去心）三钱　加净蝉衣八分　西河柳三钱

［第二方］十五日。昨进疏解之剂，身热未凉，现发斑疹隐隐未透，脉形弦滑，舌白腻，胸闷未舒，干恶。此系邪势未泄，症非渺视，恐防转传，仍拟解肌透疹一法，候政。

淡豆豉三钱　樱桃核三钱　杏仁（开）三钱　枳壳一钱　荆芥一钱五分　大力子（炒）三钱　全瓜蒌三钱　蝉衣（净）一钱五分　加西河柳三钱　赤苓三钱

［第三方］十六日。昨进疏肌透解之剂，温热时邪身热未凉，脉形弦浮，舌苔满布白腻遍绛，斑疹比昨略透，胸闷未舒，干恶，神志有时昏蒙。此系邪伏内阻，症属非渺，恐交节转重，仍拟透达疏解一法，候诸裁政。

淡豆豉三钱　全瓜蒌（炒）三钱　桔梗一钱　荆芥一钱五分　杏仁（开）三钱　大力子（开）三钱　净蝉衣一钱　连翘二钱　加西河柳三钱　薄荷（泡）八分　二青竹茹二钱（水炒）

［第四方］十七日。昨进透达疏解剂，温邪今交一候，身热未凉，脉形弦滑，舌色微黄遍绛，斑疹略透，胸脘稍宽，神志较清，乍有烦躁，此系邪伏阳明未清，干恶，大便秘结不行，小便短少。症非浅恙，恐防转变之虞，仍拟辛凉透达一法，仍候政。

淡豆豉三钱　大力子（开）三钱　枳实（炒）一钱　杏仁去（皮尖）三钱　通草

一钱　滑石（绢包）四钱　焦山栀二钱　蝉衣八分　薄荷（泡）八分　加西河柳二钱　鲜茅根（去心）八钱

［第五方］ 十八日。昨进辛凉透达剂，温邪经余，身热未退，脉形濡滑，舌色滑腻遍红，斑疹已透，邪在募原，神蒙不清，干恶烦闷。症非渺视，恐防转变，仍拟辛凉化热透托一法，仍候政。

淡豆豉三钱　炒牛蒡三钱　黄芩一钱　连翘二钱　赤芍一钱　鲜生地六钱　黑山栀三钱　加滑石（包）四钱　薄荷（泡）八分　鲜茅根（去心）一两

［第六方］ 十九日。昨投辛凉化热剂，温邪病涉九天，身热稍减，脉形濡滑，舌色遍红，斑疹已透未化，邪伏未清，神蒙烦躁，舌色燥，齿干，脘闷气促。症非轻视，恙恐传变，仍拟辛凉化热清解，候政。

淡豆豉三钱　鲜生地八钱　花粉八钱　丹皮二钱　郁金一钱　黑山栀二钱　连翘二钱　知母一钱五分　赤芍一钱　薄荷（泡）八分　炒黄芩一钱　加益元散（包）三钱　鲜茅根（去心）一两

［第七方］ 二十日。昨进辛凉化热清解之剂，病涉旬日，温邪身热未凉，脉形濡滑而数，舌色中心黄燥，边滑白腻，斑疹未化，内伏三焦，神昏谵语，唇燥齿干，烦闷气冲。症非浅视，恐防邪陷之虞，仍拟清化邪热佐治，仍候政。

淡豆豉三钱　鲜生地八分　象贝（去心）三钱　丹皮（炒）一钱五分　赤芍一钱　淡芩（炒）一钱　羚羊角一钱五分　黑山栀二钱　加连翘二钱　活水芦苇根一两　瓜蒌仁（炒）四钱

［第八方］ 二十一日。昨进清化邪热之剂，病涉旬日余，温热邪势未减，脉形滑数，舌色灰黑边绛，唇干齿燥，斑疹未化，面红目赤，耳聋，神昏谵语。症属重险，恐防邪陷之虞，仍拟清邪化热一法，候裁政。

淡豆豉三钱　净银花三钱　连翘二钱　真川贝（去心）三钱　羚羊角二钱　鲜生地一两　天花粉三钱　淡黄芩（炒）一钱　犀角尖六分　黑山栀二钱　加活水芦根一两　甘中黄六分　卷竹心三十针

［第九方］ 二十二日。病涉十二天，昨进清化邪热剂，热势未减，脉形弦滑带数，舌色灰燥，唇干齿燥，面红目赤，斑疹透而未化，神识模糊，有时呓语。此挟痰迷闭心胞，肝风震动，症属重甚，恐防邪陷内传之变，仍拟清热化邪开泄主治，仍候高裁酌用。

犀角尖（摩冲）五分　淡豆豉三钱　木通一钱　连翘二钱　羚羊角（切片另煎）二钱　天竺黄一钱五分　淡芩（炒）一钱五分　甘中黄六分　黑山栀二钱　鲜生地一两　赤芍一钱　加白荷花露（冲）一两　活水芦根一两

［第十方］二十三日。病涉十三天，温邪势未减，脉形滑数，舌苔灰黑燥，唇干齿焦，面带油滑，斑疹未化，神志模糊不清，谵语挟痰迷闭，肝风震动。症属危险，防邪陷内传两候转经之变，仍拟清热化邪佐治，候高裁政。

犀角尖（摩冲）六分　甘中黄六分　生石膏四钱　丹皮一钱五分　羚羊片（另煎）二钱　天竺黄一钱五分　肥知母一钱五分　赤芍二钱　鲜生地一两　连翘二钱　加鲜竹叶二十片　活水芦根一两

［第十一方］二十四日。病涉两候，邪热内伏，肝风震动，神迷气冲，脉形滑数，舌色燥绛，液枯唇干，斑疹未化，神志昏蒙。邪伏三焦未清，症属危险，恐防邪陷内传不测，仍宜生津化热清邪一法，候高才政。

生西洋参一钱　生石膏四钱　丹皮一钱五分　知母一钱五分　羚羊片二钱　鲜石斛四钱　鲜生地一两　净连翘二钱　甘中黄六分　真川连（另煎冲）四分　黑山栀二钱　加鲜竹叶二十片　活水芦根一两

［第十二方］二十五日。温邪半月，热势未减，肝风仍震气冲，六脉濡数，舌色红滑，边腻津枯，斑疹已化未尽，神识有时昏语。症属重险，恐防陷厥之变，仍宜生津化热主治，候高明政。

生西洋参一钱　生石膏四钱　丹皮一钱五分　羚羊角三钱　鲜石斛五分　川郁金一钱　黑山栀一钱五分　片通草一钱　鲜生地一两　加连翘二钱　活水芦根一两　鲜竹叶二十片

［第十三方］二十六日。六脉洪滑而数，舌色燥绛，斑疹已化未尽，温邪余势未清，神志有时不清，正虚邪盛，肝风震动未平。症属险重，恐防邪陷痉厥之变，仍以生津化热主治，仍候高明政。

鲜生地一两　天花粉三钱　羚羊角三钱　片通草一钱　生西洋参一钱　黑山栀二钱　川郁金一钱　连翘二钱　鲜石斛八分　赤茯神三钱　加鲜竹叶三钱　活水芦根二钱

［第十四方］二十七日。脉形左部濡数，右部洪滑而数，舌色仍绛，

斑疹已化未尽，肝阳火旺，余热邪势未楚，窜入心经，有时不清，神蒙，肝风仍震。此系厥阴未平，症非浅渺，仍宜清心泄肝化热主治，候诸高明政。

生西洋参一钱　羚羊角二钱　镑犀角（先煎）一钱　鲜生地一两五钱　鲜石斛八钱　川郁金八分　黑山栀二钱　片通草一钱　赤茯神三钱　加活水芦根二两　青蒿露（冲入）一两

［第十五方］　二十八日。六脉洪滑而数，舌色仍燥，斑疹已化，肝阳火旺，余热未清，肝风略平。此系水亏木旺，症非浅视，仍宜清心泄肝化热一法，候政。

生西洋参一钱　川贝（去心）二钱　川郁金八分　鲜生地一两　鲜石斛五钱　橘白一钱　粉甘草四分　黑山栀二钱　羚羊角一钱五分　加赤茯神三钱　青蒿露（冲）一两　活水芦根一两

［第十六方］　二十九日。六脉细弦带滑，舌色仍燥，肝阳震动，神志已清，心神少安。此系血亏肝旺，湿痰未泄，症非浅视，恐其转变，仍宜泄肝化热一法。

生西洋参一钱　川郁金七分　黑山栀一钱五分　粉甘草四分　片通草一钱　粉丹皮一钱五分　赤茯神三钱　香谷芽四钱　鲜石斛五钱　加橘白一钱　枇杷叶露一两（冲服）　灯心二十根

［第十七方］　五月初一日。六脉稍平，舌色略清，余邪未化，湿热挟阻膜原，中脘未舒，现发风疹，遍体忽现忽收，余势未清。症属虽浅，恐防反复，宜泄风化热一法主治，候政。

炙桑叶一钱五分　淡芩（炒）一钱　丹皮一钱五分　黑山栀二钱　白蒺藜三钱　橘红（盐水炒）一钱五分　通草一钱　川贝母（去心）一钱五分　鲜石斛五钱　连翘二钱　加二青竹茹二钱（水炒）　灯心二十寸

［第十八方］　初二日。六脉已静，舌色已清尖燥，余邪湿热内阻气，风疹未退，症势虽减，恐防夏至节令转变，仍拟化湿清胃一法，候政。

鲜石斛四钱　赤茯神三钱　川贝母（去心）一钱五分　丹皮（炒）一钱五分　橘红一钱五分　蒌仁（炒）四钱　白蒺藜三钱　黑山栀二钱　池菊花一钱五分　加二青竹茹二钱（水炒）　灯心二十根

［第十九方］ 初三日。前进化湿清胃剂，胃不纳运，中焦痞闷，风疹已化未平，六脉稍静，舌色略腻。此系湿痰内阻，仍宜化湿醒胃佐治，候政。

鲜石斛四钱 池甘菊一钱五分 粉丹皮一钱五分 川贝母（去心）一钱五分 赤苓三钱 通草一钱 福泽泻一钱五分 黑山栀二钱 加二青竹茹二钱（水炒） 灯心七寸 川郁金八分

［第二十方］ 初四日。候政。

盐水炒新会一钱五分 池甘菊一钱五分 粉丹皮一钱五分 川贝母（去心）一钱五分 制半夏一钱五分 黑山栀二钱 赤茯神三钱 香谷芽三钱 鲜石斛四钱 加二青竹茹二钱（水炒） 纯钩钩（后下）三钱

［第二十一方］ 初五日。候政。

鲜石斛四钱 川郁金六分 青蒿一钱五分 橘红（盐水炒）一钱五分 制半夏一钱五分 钩钩（后下）三钱 赤茯神三钱 黑山栀一钱五分 加二青竹茹二钱（水炒） 香谷芽三钱 薏苡仁三钱

［第二十二方］ 初六日。

霍山石斛四钱 黑山栀一钱五分 青蒿一钱五分 白蔻（打）五分 粉丹皮一钱五分 赤苓三钱 盐水炒橘红一钱五分 炒黄芩一钱 加二青竹茹二钱（水炒） 香谷芽五钱 鲜荷叶一张

［第二十三方］ 初七日。

霍石斛二钱 粉丹皮一钱五分 橘红（盐水炒）一钱五分 青蒿四钱 焦谷芽三钱 淡芩一钱五分 黑山栀二钱 佩兰一钱五分 加二青竹茹二钱 鲜荷叶一角 赤茯苓三钱

［第二十四方］ 初八日。

霍石斛二钱 粉丹皮一钱五分 丹参二钱 黑山栀二钱 盐水炒橘红一钱五分 炒白芍一钱五分 川郁金六分 加香谷芽三钱 青蒿一钱五分 鲜荷叶一角

［第二十五方］ 初九日。

霍山石斛三钱 粉丹皮一钱五分 丹参二钱 佩兰一钱五分 白芍一钱五分 川郁金一钱 盐水炒橘红一钱五分 黑山栀二钱 加盐水炒泽泻一钱五分 鲜荷叶一角 焦谷芽四钱

［第二十六方］ 初十日。

霍山石斛四钱　橘白一钱　丹皮二钱　佩兰一钱五分　川郁金六分　炒白芍一钱五分　焦谷芽四钱　茯神三钱　加炒红枣三枚　钩钩三钱（后下）　鲜荷叶一张

［第二十七方］ 十一日。

霍山石斛四钱　丹皮一钱五分　橘白一钱　米仁（炒）四钱　炒冬术一钱　郁金六分　云茯神三钱　白芍一钱五分　加鲜荷叶一张　红枣三枚　钩藤钩（后下）三钱

［第二十八方］ 十二日。

紫丹参一钱五分　焦米仁四钱　橘白一钱　炒白芍一钱五分　冬术（炒）一钱　郁金六分　霍山石斛四钱　淮山药三钱　茯神三钱　加大红枣五枚　鲜荷叶一角

［第二十九方］ 十四日。

焦冬术一钱　川郁金六分　女贞子（蒸）三钱　白芍一钱五分　丹参二钱　苡米（炒）四钱　淮山药三钱　茯神三钱　加鲜荷叶一角　香谷芽三钱

［第三十方］ 十八日。

生石决明四钱　云茯苓三钱　白芍（炒）一钱五分　川郁金一钱　制半夏一钱五分　薤白头六分　小青皮一钱五分　钩钩（后下）三钱　瓜蒌皮（炒）三钱　加鲜橘叶七叶

全瘳。

［按语］ 明清温病医学对张氏医家颇有影响。此案病家在农历四月中旬就医，逐日一诊，经一月而愈，治案详细，诊疗过程完整。张氏在病家斑疹未透之初期，用豆豉表散发透；至第五诊时病情进展，斑疹透发而神志不清，用豆豉、生地，乃至羚羊角、犀角以清邪热；第十一、第十二诊时病有转机，斑疹渐化而津液干枯，用西洋参、鲜石斛生津化热；第十六、第十七诊时神志已清，转发风疹，病情基本稳定，加用白蒺藜、菊花泄风化热，又以陈皮、半夏、谷芽化湿醒胃；第二十诊时医家已胜券在握，治案略去案语而只留处方，至三十诊后病家痊愈。这种首尾俱全的医案并不多见，为后学揣摩用药方法提供了很好的学习材料。

名　家　方　案

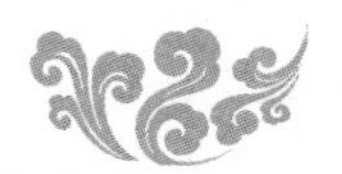

丁甘仁方案

治烂喉痧

治霍乱

治中风

治胃脘痛

治吐血

医家生平

丁甘仁（1865—1926），名泽周。江苏武进孟河人，为孟河医派之集大成者。初在无锡、苏州等地行医，与吴门医派相往来，在温病治法“轻、灵、巧”方面颇有收获。后经巢崇山推荐，到上海行医，问学于汪莲石，潜心研读舒驰远《伤寒集注》，于六经辨证施治方面获益匪浅。1916年联合同道创办上海中医专门学校。次子仲英、长孙济万等继其业，世有“丁派”之称。门人甚多，其中秦伯未、程门雪、黄文东等皆为名医。著有《喉痧证治概要》《孟河丁氏医案》《孟河丁氏用药百一三法》等。

《喉痧证治概要》是丁甘仁集数十年诊治烂喉痧麻之心得及诸家医论而成，最初发表于《中医杂志》（1922）。同时发表的还有丁氏《思补山房医案》。此医案为学生王鞠仁将平日所录丁氏方案，分门别类，按期发刊。丁氏长孙济万在此医案基础上进行充实，辑成《丁氏医案》十五卷，于1927年印行（图11）。1928年，丁氏次子仲英将《丁氏医案》改编为八卷，并将自己校订之《喉痧证治概要》附于其后，题为《孟河丁氏医案》，重新刊行（图12）。至1947年，此书已印行第五版。

此外，民国时期出版的《清代名医医案精华》《全国名医验案类编》《清代名医医案大全》均收录了丁甘仁诊治方案。20世纪50年代，后人又陆续整理出一些丁氏方案，如《孟河四家医集·丁甘仁晚年出诊医案》《丁甘仁医案续编》等。

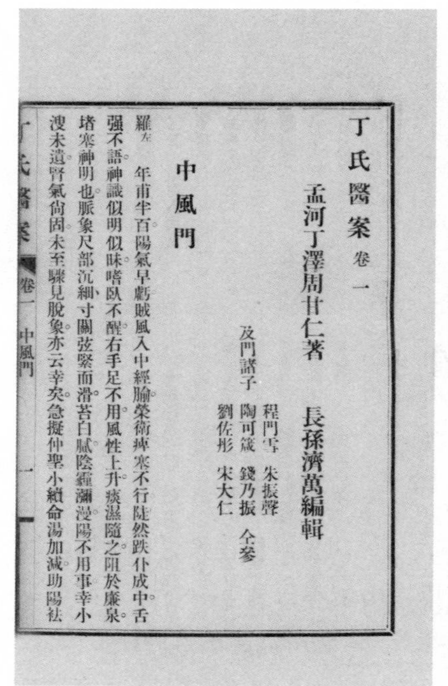
丁氏醫案 卷一
孟河丁澤周甘仁著　長孫濟萬編輯
及門諸子　程門雪　朱振聲　陶可箴　錢乃振　劉佐彤　宋大仁　仝參
中風門
羅左　年甫半百。陽氣早虧。賊風入中經腧。榮衛痺塞不行。陡然跌仆成中。舌強不語。神識似明似昧。嗜臥不醒。右手足不用。風性上升。痰濕隨之。阻於廉泉。堵塞神明也。脈象尺部沉細。寸關弦緊而滑。苔白膩。陰霾瀰漫。陽不用事。幸小溲未遺。腎氣尚固。未至驟見脫象。亦云幸矣。急擬仲聖小續命湯加減。助陽祛

图 11 《丁氏医案》1927 年刊行本

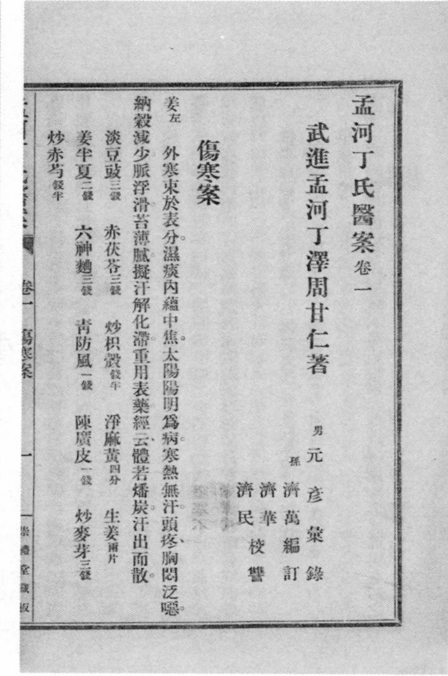
孟河丁氏醫案 卷一
武進孟河丁澤周甘仁著
男 元彥 彙錄
孫 濟萬 編訂
濟華 濟民 校讐
傷寒案
姜左　外寒束於表分。濕痰內蘊中焦。太陽陽明爲病。寒熱無汗。頭疼、胸悶泛噁。納穀減少。脈浮滑。苔薄膩。擬汗解化滯。重用表藥。經云。體若燔炭。汗出而散。
淡豆豉三錢　赤茯苓三錢　炒枳殼錢半　淨麻黃四分　生姜兩片
姜半夏二錢　六神麴三錢　青防風一錢　陳廣皮一錢　炒麥芽三錢
炒赤芍錢半

图 12 《孟河丁氏医案》1928 年刊行本

方案举隅

治烂喉痧

案 1　夏童，扬州人。患时疫喉痧五天，丹痧虽已密布，而头面鼻部俱无，俗云白鼻痧，最为凶险！曾经服过疏解药数帖，壮热如焚，烦躁谵语，起坐狂妄，如见鬼状，彼家以为有祟为患。余诊其脉，实大而数，舌红唇焦，咽喉外内关均已腐烂，滴水难咽。余曰：此疫疠之邪化火，阳明腑热，熏蒸心包，逼乱神明，非鬼祟也。虽头面鼻部不见痧显，非升麻、葛根可治，随用犀角地黄汤合白虎汤加硝黄之品，一面生津清营，一面釜底抽薪。服后过数时，得大便，即能安睡，次日去硝、黄，

照原方加金汁、竹油、珠黄散，服数剂即热退神清，咽喉腐烂亦去，不数日而告痊矣。

案2　王男，年二十岁，本丹阳人，客居沪上。患烂喉丹痧甚重，丹痧虽布，壮热不退，烦躁不寐，汤饮难咽，且是新婚之后，阴液早伤，疫火充斥。合家老幼，焦灼万分，延余诊治，病已七天。诊脉弦洪而数，舌红绛起刺。余曰：此温疫之邪，化火入营，伤阴劫液，内风欲动，势将痰涌气喘，危在旦夕间矣！随用犀角地黄汤合竹叶石膏汤，加陈金汁、竹沥、珠黄散等药，数日而痊。

［**按语**］烂喉痧，即猩红热。晚清至民国时期，此病称为喉痧、时疫喉痧、烂喉丹痧等，归为温病、疫病之一种，在症状特征上与白喉存在着混淆，致死率较高。丁甘仁在其《喉痧证治概要》提到此病自壬寅（1902）春起，屡见盛行。丁氏二十余年诊治了上万例烂喉痧病患，总结出汗、清、下三法，并明确提出应与白喉鉴别清楚。案1小儿虽然丹痧遍发，唯独头面鼻部没有见痧疹，似乎仍需解表透疹，但是患儿咽喉已腐，且有高热烦躁、谵语狂妄的症状，因此丁氏判断已非透疹解表的升麻葛根汤可以治疗，而需要生津清营解毒的犀角地黄汤，合用清阳明腑热的白虎汤、芒硝、大黄。案2病者为一位新婚青年男子，也是高热烦躁，需用清营解毒的犀角地黄汤，由于病者阴液早伤，所以配用益气生津的竹叶石膏汤。以上两案都属于喉痧重症，均获得了较好的治疗效果。

治霍乱

案1　陈，男。夏月阳外阴内，偏嗜生冷，腠理开发，外邪易袭。骤触疫疠不正之气，由口鼻而直入中道，以致寒暑湿滞，互阻中焦，清浊混淆，乱于肠胃，胃失降和，脾乏升运，而大吐大泻，挥霍撩乱。阳邪锢闭于内，中阳不伸，不能鼓击于脉道，故脉伏；不能通达于四肢，故肢冷，两足转筋。一因寒则收引，一因土虚木贼也。汗多烦躁，欲坐井中之状，口渴不欲饮，是阴盛于下，格阳于上，此阴躁也。形肉陡然消瘦，脾土大伤，谷气不入，生化欲绝，阴邪无退散之期，阳气有脱离之险，脉证参合，危在旦夕间矣！拟白通四逆加人尿猪胆汁意，急回欲散之阳，驱内胜之阴，背城借一，以冀获效。

生熟附子各三钱　淡干姜五钱　炙草一钱　姜半夏三钱　吴萸七分　川连三分　赤苓四钱　陈皮一钱　陈木瓜五钱　童便（冲服）一杯　猪胆汁（冲服）三四滴

［复诊］吐泻烦躁均减，脉伏肢冷依然，加炒潞党参四钱。

案 2　朱，女。疫疠之邪，由口鼻而直入中道，与伏暑湿滞互阻，脾胃两病，猝然腹中绞痛，烦躁懊侬，上为呕吐，下为泄泻，四肢厥逆，口干欲饮，脉伏，舌苔薄腻而黄。清气在下，浊气在上，阴阳乖戾，气乱于中，而为上吐下泻；湿遏热伏，气机闭塞，而为肢冷脉伏，热深厥深，霍乱重症。亟宜萸连解毒汤加减，辛开苦降，芳香化浊，冀挽回于什一。

上川连八分　淡吴萸二分　仙半夏二钱　枳实炭一钱　黄芩一钱五分　藿香梗一钱五分　六神曲三钱　赤猪苓各三钱　炒白芍一钱五分　玉枢丹（磨冲）四分　阴阳水煎

［二诊］昨投萸连解毒汤，吐泻渐减，脉息渐起，四肢微温，佳兆也。惟烦躁干恶，口渴喜冷饮，舌前半红绛，中后薄黄，小溲短赤，是吐伤胃，泻伤脾，脾阳胃阴既伤，木火上冲，伏暑湿热留恋不化也。今守原意，加入清暑渗湿之品，能得不增他变，可冀出险履夷。

上川连八分　淡吴萸一分　仙半夏一钱五分　枳实炭八分　黄芩一钱五分　炒白芍一钱五分　炒竹茹一钱五分　枇杷叶四片　柿蒂五枚　赤苓三钱　活芦根（去节）一尺　通草八分　神仁丹（冲服）四分

［三诊］吐泻已止，脉起肢温，烦躁干恶亦减，惟身热口渴，欲喜冷饮，小溲短少而赤，舌红苔黄，阴液已伤，伏暑湿热蕴蒸膜原，三焦宣化失司。再拟生津清暑，苦寒泄热，淡以渗湿。

天花粉三钱　仙半夏一钱五分　银花三钱　六一散（包）三钱　赤苓三钱　鲜石斛三钱　川雅连五分　连翘三钱　通草八分　竹茹一钱五分　活芦根（去节）一尺　枇杷叶（去毛、包）四张

［按语］晚清至民国时期，上海夏秋之间，霍乱频发。以上两案均有霍乱典型症状。案 1 除吐泻、转筋、肢冷、脉伏之外，还出现形肉大脱、不欲饮食的危险症候，急用经方白通加猪胆汁汤回阳救逆。案 2 除典型症状之外，还有热象，采用辛开苦降、化芳香化浊治法，所用连萸解毒汤出自晚清医书《霍乱新论》。煎药所用阴阳水，又称生熟水，即

将半碗沸井水、半碗凉井水合在一起。传统医家认为霍乱的病机是阴阳二气乱于肠胃胸中，以致吐泻交作，使用阴阳水之法，有协和人身阴阳，使不相争之义在二诊中的神仁丹，是丁甘仁家传验方，用于治疗时行疫疠，常人也可随身携带，少量嗅入鼻中，可以避免疫气。神仁丹的制法，用麝香一钱（一说为三钱）、冰片三钱、薄荷精三钱、朱砂五钱（一说为三钱）、雄黄三钱（一说为五钱）、千金子一两（一说为二两）、五倍子一两（一说为二两）、山慈姑二两、荸荠粉四两、红大戟五钱（一说为一两）、白矾五钱、朱砂抄写《金刚经》一卷焚化，共同研成极细粉末状，密封贮存于瓶内。此药不可与甘草同时服用。

治中风

罗，男。年甫半百，阳气早亏，贼风入中经腧，荣卫痹塞不行。陡然跌仆成中，舌强不语，神识似明似昧，嗜卧不醒，右手足不用。风性上升，痰湿随之，阻于廉泉，堵塞神明也。脉象尺部沉细，寸关弦紧而滑，苔白腻。阴霾弥漫，阳不用事，幸小溲未遗，肾气尚固，未至骤见脱象，亦云幸矣。急拟仲圣小续命汤加减，助阳祛风，开其痹塞，运中涤痰而通络道，冀望应手始有转机。

净麻黄　熟附片　川桂枝　生甘草　全当归　川芎　生姜汁　淡竹沥　再造丸

［复诊］两进小续命汤，神识稍清，嗜寐渐减，佳兆也。而舌强不能言语，右手足不用，脉息尺部沉细，寸关弦紧稍和，苔薄腻。阳气本虚，藩篱不固，贼风中经，经腧痹塞，痰湿稽留，宗气不得分布，故右手足不用也。肾脉络舌本，脾脉络舌傍，痰阻心脾之络，故舌强不能言，灵机堵塞也。虽见小效，尚不敢有恃无恐，再拟维阳气以祛邪风，涤痰浊而通络道，努力前进，以观后效。

熟附片　云茯苓　川桂枝　姜半夏　生甘草　枳实炭　全当归　光杏仁　大川芎　炙僵蚕　生姜汁　淡竹沥

［三诊］又服三剂，神识较清，嗜寐大减，略能言语。阳气有流行之机，浊痰有克化之渐，是应手也。惟右手足依然不用，腑气六七日不

行，苔腻，脉弦紧渐和。尺部沉细，肾阳早亏，宗气不得分布。腑中之浊垢须阳气通，然后能下达。经腑之邪风必正气旺，始托之外出。仍拟助阳益气，以驱邪风，通胃涤痰而下浊垢，腑气以下行为顺，通腑亦不可缓也。

生黄芪　桂枝　附子　生甘草　当归　川芎　云茯苓　风化硝　全瓜蒌　枳实炭　淡苁蓉　半硫丸

［四诊］ 腑气已通，浊垢得以下行，神识已清。舌强，言语未能自如，右手足依然不用，脉弦紧转和，尺部沉细，阳气衰弱之体。风为百病之长，阳虚之邪风，即寒中之动气，阳气旺一分，邪风去一分；湿痰盘踞，亦藉阳气充足始能克化。《经》所谓“阳气者，若天与日，失其所则折寿而不彰”，理有信然。仍助阳气以祛邪风，化湿痰而通络道，循序渐进，自获效果。

生黄芪　生白术　生甘草　熟附子　桂枝　全当归　川芎　姜半夏　西秦艽　淮牛膝　嫩桑枝　指迷茯苓丸

［按语］ 病者中风初期，“舌强不语，神识似明似昧，嗜卧不醒，右手足不用”，丁氏以阳虚而用小续命汤方加减，四次诊治之后神识已清，但是“言语未能自如，右手足依然不用”，自然还要继续治疗，可惜相关方案未见辑录。此案诊治与汪莲石治中风案颇有相似处。不过丁氏治中风，并不全从助阳法，亦有育阴法。

治胃脘痛

韦男。脘腹作痛，延今两载，饱食则痛缓腹胀，微饥则痛剧心悸，舌淡白，脉左弦细，右虚迟。体丰之质，中气必虚，虚寒气滞为痛，虚气散逆为胀，肝木来侮，中虚求食。前投大小建中，均未应效，非药不对症，实病深药浅。原拟小建中加小柴胡汤，合荆公妙香散，复方图治，奇之不去则偶之之意。先使肝木条畅，则中气始有权衡也。

大白芍三钱　炙甘草一钱　肉桂心四分　潞党参三钱　银州柴胡一钱五分　仙半夏二钱　云茯苓三钱　陈广皮一钱　乌梅肉四分　全当归二钱　煨姜三片　红枣五枚　饴糖（烊冲）六钱

妙香散方：人参一钱五分　炙黄芪一两　淮山药一两　茯苓神各五钱　龙骨（先煎）五钱　远志三钱　桔梗一钱五分　木香一钱五分　甘草一钱五分

上药为末，每日服二钱，陈酒送下，如不能饮酒者，米汤亦可。

按：韦君乃安庆人也，病延二载，所服之方约数百剂，均不应效，特来申就医，经连诊五次，守方不更，共服十五剂而痊愈矣。

［按语］本案病者属于中虚脘痛，以大小建中汤治疗而未获疗效，是由于“病深药浅”。丁氏根据中医五行生克理论来辨析胃脘痛病机，认为脾虚会使得肝气相对过强，反过来又会抑制脾的功能正常发挥，所以健脾温中的同时应该疏理肝气，方能使肝气调达、脾气健运，因此在原方基础上加入小柴胡汤以条畅肝气，更用王荆公妙香散安神定气，从多个角度进行治疗，是为“奇之不去则偶之”的治法。王荆公妙香散出自宋代医书《卫生家宝》，有“安神秘精定心气”之功效。宋代沈括《梦溪笔谈》提到“汤、散、丸各有所宜……欲留膈胃中者莫如散”。汤、散同用以治疗胃脘疾病，可屡见于近代医案。

治吐血

吐血七昼夜，狂溢不止，有数斗许，神志恍惚，气短，四肢逆冷过于肘膝，舌质红，苔灰黑，脉象微细，似有若无。此乃阴不敛阳，阳不抱阴，气难摄血，血不归经，虚脱之变即在目前。先哲治血有血脱益气之例，有形之血势将暴脱，无形之气所当急固，益气纳气大剂频进，冀挽回于万一。

吉林人参　蛤粉炒阿胶　炙白苏子　左牡蛎　花龙骨　川贝母　白归身　淮牛膝　养正丹　水、童便各半煎服。

按（丁济万）：此吐血中之最剧者，家祖连诊十余次，守方不更，至半月后停药，每日吞服人参粉钱半，琼玉膏三钱，开水冲服，服至一月后诸恙已愈，精神渐复，亦可谓幸矣。

［按语］病者吐血剧烈，丁氏以人参益气，合用阿胶养血止血，再配以牡蛎、龙骨等固摄之品。童便有滋阴降火、止血散瘀的功效，近代医家常以此治疗吐血病症。

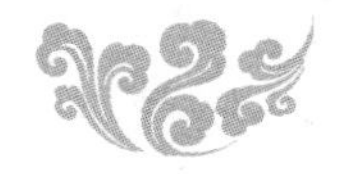

曹颖甫方案

治外感发热

治心悸

治肺痈

医家生平

曹颖甫（1866—1938），名家达，号鹏南，晚号拙巢老人。江苏江阴人。幼年喜读《伤寒论注》，因父亲与自己的治病经历而笃信经方。早年致力于举子业，入南菁书院。南菁书院的师长秦芍舫、黄以周也通晓医学，曹氏由此得其薪传。1904 年，科举制度废除，曹氏转而从医济世，此时已 38 岁，最初是为家人治病，以经方取效。51 岁时迁至上海行医。此后，受丁甘仁之聘，任上海中医专门学校教务长，兼主上海同仁辅堂诊务，因擅以经方峻猛之剂治病，常有重症应手而愈，故被称为“经方大师”。“八一三”事变后，曹氏避居故乡。同年，江阴城破，日寇蜂拥而至，凌辱妇女，曹氏因怒斥其行而惨遭杀害。生平著有《伤寒发微》《金匮发微》《经方实验录》等医著，以及《气听斋诗集》《梅花诗集》等诗文集。

曹颖甫的诊治方案最初发表于《中医杂志》等期刊（图 13）。1925 年，学生王慎轩整理了随诊所录方案，刊行《曹颖甫先生医案》。1934 年，学生姜佐景整理曹氏治案，成书《经方实验录》，刊行于 1937 年（图 14），再版于 1947 年。

方案举隅

治外感发热

杨生绍彭，寓大通路之西新康里，乡人卞葆棠为之佣。杨固爱夜眠

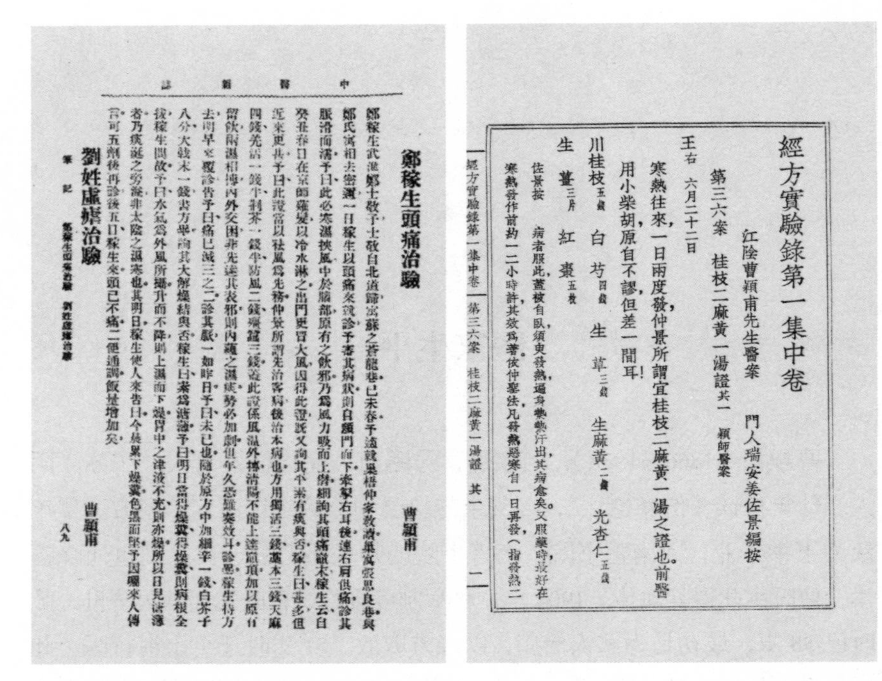

中醫雜誌

鄭稼生頭痛治驗

曹穎甫

鄭稼生武進鄭士敬子士敬自北道歸寓蘇之蒼龍巷。己未春予適館吳梧仲家教讀巢寓叢思良巷與鄭氏寓相去密邇。一日稼生以頭痛來就診予審其病狀則自顖門而下牽掣右耳後連右肩俱痛。診其脈滑而濡予曰此必寒濕挾風中於腦部原有之飲邪乃爲風力吸而上犇。細詢其頭痛巔末稼生云自癸丑春日在京師薙髮以冷水淋之出門更冒大風因得此證既又詢其平素有痰與否稼生曰甚多但近來更甚予曰此證當以祛風爲先務仲景所謂先治客病後治本病也方用獨活三錢、藁本三錢、天麻四錢、羌活一錢半、荆芥一錢半、防風二錢、殭蠶三錢蓋此證係風濕外搏清陽不能上達巔頂加以原有留飲兩濕相搏內外交困非先達其表邪則內蘊之濕痰勢必加劇但年久恐難奏效耳診畢稼生持方去明早復診告予曰痛已減三之二診其脈一如昨日予曰未已也隨於原方中加細辛一錢、白芥子八分、大戟末一錢書方畢詢其大解燥結與否稼生曰素爲滑澀予曰明日當得燥糞得燥糞則病根全拔稼生問故予曰水氣爲外風所攝升而不降則上濕而下燥胃中之津液不充則亦燥所以日見滑澀者乃痰涎之旁流非太陰之濕寒也其明日稼生使人來告曰今晨果下燥糞色黑而堅予因囑來人傳言可五劑後再診後五日稼生來頭已不痛二便通調飲量增加矣

劉姓瘧瘧治驗

曹穎甫

鄭稼生頭痛治驗　劉姓瘧瘧治驗　八九

經方實驗錄第一集中卷

江陰曹穎甫先生醫案　門人瑞安姜佐景編按

第三六案　桂枝二麻黃一湯證其一　穎師醫案

王右　六月二十二日

寒熱往來，一日兩度發，仲景所謂宜桂枝二麻黃一湯之證也。前醫用小柴胡，原自不謬，但差一間耳！

川桂枝五錢　白芍四錢　生草三錢　生麻黃二錢　光杏仁五錢　生薑三片　紅棗五枚

佐景按　病者服此，蓋被自臥，須臾發熱，遍身漐漐汗出，其病愈矣。又服藥時，最好在寒熱發作前約一二小時許，其效爲著。依仲聖法，凡發熱惡寒自一日再發，（指發熱二

經方實驗錄第一集中卷　第三六案　桂枝二麻黃一湯證　其一　一

图 13 《中医杂志》1922 年第 2 期中的曹颖甫医案　　图 14 《经方实验录》1937 年版

迟者。二月七日，夜既深，嘱佣购物于市，时方夜定，飘风从西来，飒然襟袖间。明日即病寒热，六七日不解。始而胸痛，继连两胁，终及臀肉刺痛，忽作忽止，终夜转侧，不胜烦苦。是时，卞不在杨寓，居舢板厂桥北小寓楼上。会雨夜，杨生延予诊治，予即与杨生往。诊生脉，六部并弦滑。予曰：寒热皆有时定，信乎？病者曰：日入而背寒，中夜而熟甚，天明即退，俱无所苦。所苦者，三处之痛耳，得毋疟乎？予曰：否。此为太阳少阳合病之伤寒。少阳为枢，主开阖，邪在半表半里，故有寒热往来之证。且胸胁皆少阳部位，今胸胁作痛，正为少阳确据。惟腨腘臀肉之间，皆太阳经脉所经。今臀肉刺痛，寒邪尚在太阳。当时立方，即以小柴胡汤加桂枝、浮萍。

其明日，日未悬车，杨生来，予亟询病状，则以服药无效对。遂与杨偕视病者。先问其胸胁，病者曰：服药后，胸胁便不痛，但臀痛不堪耳。予因诊其脉，不弦而浮。予曰：病已减去大半，但药力稍轻耳。

《经》云，通则不痛。人一呼，脉行三寸，一吸，脉行三寸，周身上下，循环无已。脉道之中，尽为营血。今太阳经脉中，必有瘀血为之阻滞，新血冲激而过，是以刺痛时作。是宜通络开表，方用：忍冬藤三钱，丝瓜络三钱，白芍三钱，制乳香二钱，制没药二钱，麻黄一钱，生姜一块，红枣五枚。外用浮萍四两，浓煎熏洗。书毕，付病家而出。

途次，杨生告予曰：予因服药不效，已延西医，谓中医取效甚缓，不如西法之速，且此证非“六零六”不为功。日暮，杨生偕西医往诊，书药单一纸，令德国医院购药水。

既而，病者服予药，且熏洗既毕，安睡良久。比醒，绝不知痛，寒热亦退。于是置西药而不复用。是役也，卒能战胜西医，予故书此，以勉今之研究中医者。

［按语］ 此则治案为曹颖甫发表于《中医杂志》1922年第三期，题名为《记卞葆棠治验》。案语文辞古朴，疾病辨治谨从伤寒，诊治过程中足见医者之自信。杨生认为的“中医取效甚缓，不如西法之速”，反映出当时社会一种观点，故曹氏借此案以勉励中医研究者。治案中提到的“六零六”为当时治疗梅毒等感染性疾病的化学药物，报纸上宣传颇多。

治心悸

张任夫，劳神父路，仁兴里六号。

［初诊］ 二十四年四月四日。水气凌心则悸，积于胁下则胁下痛，冒于上膈则胸中胀，脉来双弦，证属饮家，兼之干呕、短气，其为十枣汤证无疑。

炙芫花五分　制甘遂五分　大戟五分

上研细末，分作两服。先用黑枣十枚煎烂，去渣，入药末，略煎和服。

［二诊］ 四月六日。两进十枣汤，胁下水气减去大半，惟胸中尚觉胀懑，背酸，行步则两胁尚痛，脉沉弦，水象也。下后，不宜再下，当从温化。

姜半夏五钱　北细辛二钱　干姜三钱　熟附块三钱　炙甘草五钱　菟丝子四

钱　杜仲五钱　椒目三钱　防己四钱

［三诊］四月八日前。因腰酸胁痛，用温化法，会天时阳气张发，腰胁虽定，而胸中胀懑，左胁微觉不舒。但脉之沉弦者渐转浮弦。病根渐除，惟大便颇艰，兼之热犯脑部，目脉为赤，当于胸胁着想，用大柴胡汤加厚朴、芒硝。

软柴胡三钱　淡黄芩三钱　制半夏三钱　生川军三钱（后下）　枳实三钱　厚朴二钱　芒硝钱半（冲）

曹颖甫曰：凡胸胁之病多系柴胡证，《伤寒·太阳篇》中累出，盖胸中属上焦，胁下则由中焦而达下焦，为下焦水道所从出，故胁下水道瘀塞即病悬饮内痛，而为十枣汤证。胸中水痰阻滞，上湿而下燥不和，则为大陷胸汤证。若胸中但有微薄水气，则宜小柴胡汤以汗之。胁下水气既除，转生燥热，则宜大柴胡汤以下之，可以观其通矣。

［按语］此案载于《经方实验录》。病者张氏是曹氏学生姜佐景的好友，自述起病于半年前，平时喜欢运动踢球，经常汗流浃背，也不换衣服，慢慢发觉两胁胀痛，有时心悸、有畏惧感，如果晚上室内无灯，就不敢进入，头晕、嗳气，夜间不能平卧，平卧则气促，辗转不宁，自觉两胁里面有水声漉漉。曹氏初诊时断为悬饮病，采用《伤寒论》十枣汤治疗。悬饮病，症状类似于西医学的胸腔积液，病者张氏所患为胸膜炎引起的胸腔积液。十枣汤中芫花、甘遂、大戟均为毒药，曹氏用此方十分小心，姜佐景仔细记录了病者用药经过，并做了分析。

据姜氏记录：此药价格十分低廉，只有八分钱。病者购药后第一天，先煮大枣十枚，去滓取汤，分为两份。将芫花、甘遂、大戟三药粉末放入一半，略煎，成浆状物。晚饭之前，七点左右，先服药浆，随觉喉中辛辣，甚于胡椒，并觉口干，心中烦，像是发热一般。九点，喉哑不能发声，急欲大便，不能顷刻停留，解出来的其实是水，气味颇臭。过了一会儿，稍微吃点晚饭，竟然一夜安眠，不像平时一样辗转反侧。半夜两点，又想大便，解出更多臭水，又安眠。六点，又大便，还是解出很多臭水。睡至第二天十点起床，前一晚上的喉哑症状解除，而且干呕、嗳气、心悸、头晕等不适也都减轻，精神好转。到了晚上七点，先吃了晚饭，再服药浆，胃脘感觉难受，胃壁像要翻转一样，心烦欲吐，自觉身热，喉哑。至深夜一点，即泄水，比第一夜还多。第三天早上，呕出少许饭食，并带痰水，又泄臭水，但不是很多了。到了中午，咽喉复原，能吃午饭，嗳气大除，两胁胀痛大减。只有两胁之上（乳偏下）倒觉得比平日更胀。张氏自认为胁上的胀痛，估计平日也有，只是因为胁下剧胀，所以可能被掩盖了。现在胁下的胀痛没有了，胁上的胀痛反而明显了。就是胆量仍小、眼睛模糊，两者有增无减，但并没有痛苦而已。

姜氏根据病者的描述，总结了五点经验之谈：① 关于服药，先服药再吃饭会比较好，服药时间放在早上更好，泻下以后可有进食白粥以养胃。② 此药大毒，一日一次，不可多服。③ 药量要根据身体情况来，强壮的人药量多一些，身体较虚的人药量只能用一半。④ 大枣能保护胃中之津液，因此应该每天用十枣煎汤，而不是将十枣煎汤分作两服。⑤ 甘遂、芫花、大戟三味药，应该研末服用，而不是与大枣同煎，因为药末可以直接在肠胃中起作用。

在第二次诊治中，曹氏考虑到“大毒治病，十去其四五”，甘遂、大戟都是性寒之品，所以改用温药和之。但张氏觉得服药后，胁上反而更胀，背也不舒服，眼睛里像有刺，大便闭结，可能是药的温性太过的原因。

在第三次诊治时，曹氏改用泻热的大柴胡汤。张氏服药后，夜间畅下四五次，次日自觉胁背都轻松了，胸中舒适，精神爽利，各种不适霍然而愈。

据姜氏记载，本案医治只用了三剂药方，药费不超过三元，而疗效出乎意料。其间，十枣汤应该是功不可没。由于十枣汤的毒性，当前的医生多谨慎使用或不用，但一直有研究者对此方的毒效物质基础、量—时—毒—效关系、安全用药范围等进行研究，希望能深入开发利用此方。

治肺痈

陈左，住浦东陆家渡。

［**初诊**］ 七月十二日。肺痈，咳嗽，胸中痛，上连缺盆，而所吐绝

非涎沫，此与悬饮内痛者，固自不同，宜桔梗甘草汤。

桔梗五钱　甘草五钱

［二诊］七月十八日。五进桔梗汤，胸中痛止，而左缺盆痛。此肺脏壅阻不通也，宜葶苈大枣泻肺汤。

葶苈子五钱　黑大枣十二枚（先煎）

［三诊］七月二十四日。五进泻肺汤，左缺盆痛止。痰黄厚，时见腥臭及如米粥者。此湿邪去，而燥气胜也。宜《千金》苇茎汤。

鲜芦根四两　生薏仁一两　桃仁五十粒　冬瓜子五钱

［四诊］七月二十九日。服《千金》苇茎汤五剂后，咯出之痰腥臭止，而如米粒者亦除。惟痰尚黄厚，肺痈消，而胃热尚盛也。右三部脉浮滑，不复见沉弦之象，可以无后患矣。

粉前胡三钱　生苡仁一两　桔梗三钱　生草三钱　冬瓜子八十粒　桃仁三钱　杜赤豆六钱　大小蓟各三钱　海藻二钱　芦根五两

拙巢注：服此二三日，痊愈。

［续发初诊］九月二日。肺痈愈后，复发。咯痰腥臭，见血，心下痛，咳时气从中脘上冲。宜清胆胃之火，防其乘肺。

柴胡三钱　生石膏二两　生甘草三钱　淡芩三钱　肥知母五钱　生苡仁一两　芦根四两　冬瓜仁一两　核桃仁三钱　杜赤豆一两　全当归四钱

［二诊］九月十日。肺痈未能断根，咯痰腥臭如昔，但不以米粥耳。痰不黄而色绿，味酸，咳不甚，脉细数，仍宜桔梗甘草汤，不当攻伐，佐以消毒，以清病原。

桔梗一两　生甘草五钱　冬瓜仁一两　昆布一钱五分　海藻二钱　前胡三钱　大小蓟各钱五分

犀黄醒消丸三钱，另服。

拙巢注：后不复服药，专服犀黄醒消丸，愈。醒消丸系王鸿绪法，马培之颇非议之。然用之而效，则马说不足信也。

按（姜佐景）：曹颖甫曰：肺痈一证，咳吐时，胸中必隐隐作痛，所吐浓厚之痰，杂以如米粥者，至地甚有力，渐乃发酵成气泡，不复平塌地上。盖胸中热如沸汤，蒸烂肺之本体，然后吐出如脓之痰，则所吐之物其中实有蒸气热力，故吐出而发酵也。予亲见之。若夫脉之滑大沉实，与夫大便之燥结，则本证均有之。

肺与大肠为表里，而肺痈用肠痈方治，要不失为仲景遗意。即如痰饮，肺病也，而悬饮内痛，支饮不得息，则用十枣汤以下之。结胸，肺病也，则用甘遂大黄芒硝以下之。要之，燥气在下，则肺脏必受熏灼，非用釜底抽薪之法，不足以清上炎也。

［按语］ 治心悸案与本案均录于《经方实验录》。书中方案有医家曹氏与学生姜佐景的解说、评按，以及师生商讨，颇为详尽。犀黄醒消丸出自清代医著《外科证治全生集》，原称“犀黄丸”。民国医家张锡纯《医学衷中参西录》中亦记载了以此药治疗肺痈的有效案例。

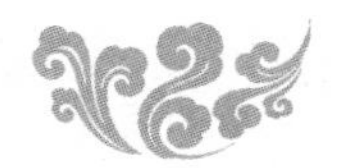

俞道生方案

治头痛　治咳血　治湿温

医家生平

俞道生（1866—1931），名本立，号立人。本姓单，原籍浙江乍浦。少时过继金山县干巷（现隶属上海）俞姓舅家，改姓俞。幼年好学，攻举子业，因家道清寒，弃儒习医，受业于张堰角里名医侯六如先生，学成悬壶于干巷镇，擅长内妇科，兼治外科。光绪二十八年（1902）夏秋，疫病流行，病者吐泻交作，四肢逆冷，俞氏以化浊开窍、清热解毒之剂取效，医名大噪。先后传授生徒30余人。平日忙于诊务，无暇著作，留有医案甚多，后有部分散失。现存王文济整理的《俞道生医案》，编印于1988年（图15）。

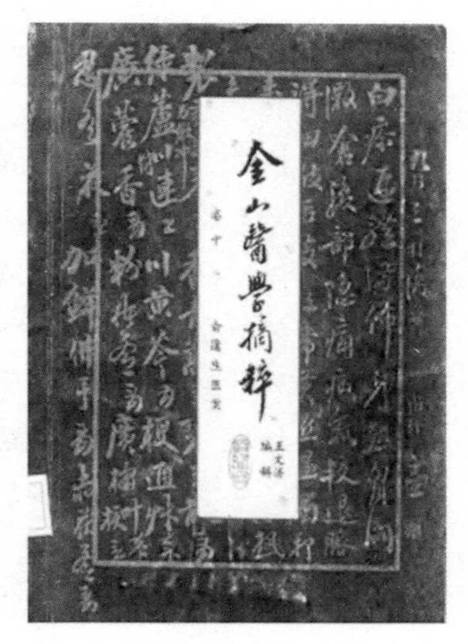

图15　王文济整理的《金山医学摘粹——俞道生医案》

方案举隅

治湿温

孙，孩。湿温化火，深入下焦，肝肾阴津，劫烁殆尽，里热不解，神识昏沉，脉左细数，右伏，舌干缩，唇焦齿黑，病势达其极点矣，勉拟仲景黄龙汤加减，以图微幸。

西洋参 4.5 克　鲜生地 18 克　生锦纹 6 克　生甘草 1.2 克　元明粉 9 克　天花粉 9 克　净银花 9 克　湖丹皮 6 克　炙鳖甲 12 克　生白芍 4.5 克

引：生萝卜 2 只

［复诊］ 投仲景黄龙汤加减，大便解而色黑，神识较清，右脉已出，颇有转机之象，惟龈焦舌黑依然，热势燎原可见，脉细数。病情尚在险途，无虞难许。

乌犀角 1.2 克(磨冲)　鲜生地 24 克　生白芍 4.5 克　湖丹皮 6 克　生石膏 24 克　北沙参 9 克　天花粉 9 克　真川连 1.5 克　净银花 9 克　黑山栀 9 克　生锦纹 9 克　生甘草 1.2 克

引：鲜竹叶 30 片

［三诊］ 进急下存阴，大凉清火之剂，热势渐清，口渴，咳呛，小肠怀热，腹痛，便溏，脉滑数，舌苔转黄苔，再拟清化。

北沙参 9 克　净银花 9 克　炒黄芩 4.5 克　白杏仁 9 克　冬瓜子 12 克　玉桔梗 2.4 克　大豆卷 9 克　块茯苓 9 克　焦薏苡 12 克　益元散 9 克（包）

引：枇杷叶 3 片（去毛，绢包）

［四诊］ 进清化后，热势虽轻，腹痛濒仍，咳呛，口渴，脉滑擞，舌红苔微黄。余邪未尽，肺胃大肠之气，尚未调达也。

处方同前，除黄芩、杏仁、大豆卷、益元散，加真川连 0.9 克、真川斛 9 克、生白芍 4.5 克、焙车前 9 克。

［五诊］ 腹痛、便泄日有十余行，寒热往来，言语错乱，脉弦数，舌苔尖红，胃肠浊邪留恋，骤难清澈也。尚在险中，未敢妄许无事。

处方同前，除北沙参、川石斛、生白芍、玉桔梗、生苡仁，加银柴胡 2.4 克、广木香 2.4 克、白头翁 4.5 克、西秦皮 4.5 克、福泽泻 6 克、白杏仁 9 克、生紫菀 4.5 克、冬瓜皮 15 克，改银花为炭 6 克。

［六诊］ 寒热渐轻，腹痛便泄如故，脉虚数，舌苔根黄。小肠间尚有余邪，从中扰攘气血，滞而不调也，再拟清化。

处方同前，除银柴胡、川连、白头翁、秦皮、冬瓜皮、银花炭、杏仁、紫菀，加广藿梗 6 克、焦谷芽 12 克、土炒白芍 4.5 克、焦薏仁 12

克、炮姜炭1.5克、带壳砂仁3克（后入）、炒黄竹茹4.5克。

［七诊］ 寒热分清，有似乎疟，痛泻皆止，纳谷渐充，盖湿虽化热，究属阴邪，始病热中，未传寒中，故投以温和，颇觉见效，脉虚数，再宗原法进治。

处方同前，除谷芽、木香、冬瓜子、车前、苡仁、竹茹，加焦白术4.5克、川桂枝1.5克、制半夏4.5克、新会皮4.5克、煨草果4.5克。

按：服上方后，寒热亦清，病遂痊愈，亦云幸矣。

［按语］ 湿温病以夏秋季节为多，病程较为缠绵。肠伤寒、急性血吸虫病等感染性疾病都可能有中医湿温病的症状。本患儿症见高热神昏，舌干缩，唇焦齿黑，属湿温化火，劫烁肝肾阴液之危象。故以固护阴液为要，投以急下存阴、养阴清热之剂，药后发热减轻。后逐次加以清热利湿、健脾化湿之药，七诊而痊愈。俞氏方案中用药剂量单位为“克”，而不是“钱”，因为这当属王文济根据现代药物剂量单位折算而作的修改。

治咳血

周叔荫。上升之气，自肝而生，胃气以下行为顺，湿热内蕴，熏灼胃肝，肝升太过，胃降无权，上注乎肺，肺失清肃之司，始由咳呛身热，痰即带臭，血得热而妄行，血溢从咳而出，所吐颇多。纳谷殊呆，神疲肢冷，病机之沉重，固亦无待言矣，按脉芤弦带数，舌根黄，窃恐狂溢不止，有气随血脱之虞，惟此际而投补剂亦非折冲俎豆之时，盖一团火热尚蕴结于中也。勉拟大黄黄连泻心汤加减，以折其炎上之威，为一时权宜之计，但未识有合乎病机否，即候裁正。

生锦纹9克　真川连1.5克　炒黄芩4.5克　制半夏4.5克　生白芍4.5克
旋覆花6克（绢包）　血茜根4.5克　块茯苓9克　白杏仁9克　梗通草4.5克
羚羊角尖1.2克（水磨冲入）　生甘草1.5克

引：鲜竹茹6克　枇杷叶三片（去毛，绢包）

按（王文济）：折冲俎豆：折冲，拒敌也；俎豆，祭器。连用，言于杯酒之间制敌也。

［复诊］ 昨进大黄黄连泻心汤加味，导火热下行，以为出路，以折其炎上之威，服后便泻数行，血溢顿止，可知病与药应，捷于影响也。惟肝胃湿热之邪，一时骤难清澈，仍欲上熏于肺，肺失肃降之权，咳呛频频，痰黏而臭，盖其中蕴蓄之热，非一朝一夕之故，所从来者渐矣。脉弦滑带数，按之较静，舌苔尚黄，病势虽有转机，未许全恃无恐，再拟清养中参以泄热，惟际此正气已亏，只宜缓剂而已。

处方同前，除生锦纹、黄芩、茜根、梗通、羚羊尖、生草、竹茹，加西洋参 4.5 克，黑山栀 9 克，冬瓜子 12 克，薏苡仁 12 克，焦瓜蒌 9 克，碧玉散 12 克（包）。

引：青麟丸 9克（另吞）

［三诊］ 改方：除山栀、半夏、瓜蒌、青麟丸，加元明粉 6 克、生大黄 6 克、天花粉 9 克、净银花 9 克、肥知母 4.5 克。

［按语］ 病者“血溢从咳而出，所吐颇多”，“脉芤弦带数，舌根黄”，俞氏以“血热妄行”辨证，急用泄热降逆之法，用 9 克生大黄导热下行，“服后便泻数行，血溢顿止”，复诊即停用大黄、羚羊角等息风清热药，而以西洋参等养阴清热，缓缓图之。

治头痛

高时若。上升之气，自肝而出，肝风、肝气同出一源，外风引动内风，风阳上冲于脑，头风复作，痛连目珠，寒热相继发生，两胁痛满，皆肝脉循行之地也，脉浮弦，左大于右，舌苔黄滑，病情来势猖獗，恐其变端。

青防风 4.5克　旋覆梗 6克　带皮杏仁 9克　薄荷叶 2.4克（后入）　制半夏 4.5克　霜桑叶 4.5克　新会皮 4.5克　杭菊花 4.5克　广郁金 4.5克　云茯神苓各 6克　带皮杏仁 9克

引：干荷叶一角　连茎葱白 3枚

［复诊］ 寒热渐清，头痛亦减，外感之风寒得以泄越，而脾胃之停饮，乘机发动，一时聚难尽去也，脉转弦细，舌苔黄滑，肝阳焮越之势，亦已潜熄矣。再拟调中涤饮，而和肝息风佐之。

广藿梗9克　块茯苓9克　制半夏6克　盐水炒陈皮4.5克　白杏仁9克　霜桑叶4.5克　制厚朴4.5克　吴萸1.2克（同炒白芍4.5克）　鲜佛手4.5克　福泽泻6克　野蔷薇4.5克　代代花1.5克

引：荷叶边半圈

［**按语**］因风邪而致头痛，称为头风。风气通于肝，肝开窍于目，故头风头痛多有痛连目珠的症状，俞氏此案以祛风平肝治之，用药轻灵。俞氏治案中多记有药引，这在清代医家中亦为常见。药引可以起到引药归经、增强药效等作用。如本案中的荷叶，可入肝经，平热、去湿，以行清气，在方药中可引药上行，上清头目之风热，增强治疗头痛头晕的效果。

包识生方案

治鼠疫结核（即腺肿性百斯笃）

治横痃初起

治大头瘟

治骨痨

医家生平

包识生（1874—1936），字德逮，号一虚，福建上杭人。12岁随父习业，白天侍诊，晚上研读经典，秉承家学，对仲景《伤寒论》六经辨证论治理论颇有深入研究。业成后，游医于粤东，并于潮汕地区开设“耕心堂”药店。1912年因上海名医余伯陶之邀来沪，与余伯陶、颜伯卿等人筹备并成立了民国早期中医社团“神州医药总会”，并任《神州医药学报》主编。1918年创办上海神州中医药专门学校，亲自授课、编写教材。1919年与王祖德创办的沪南神州医院和时疫所，惠及穷黎，活人无数。1929年出任全国医药总联合会监察委员，1931年任中央国医馆理事。著《包氏医宗》。

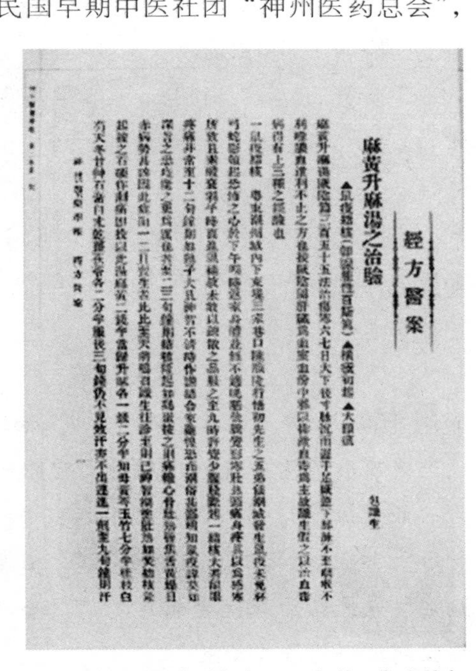
經方醫案

麻黃升麻湯之治驗

包識生

图16 《神州医药学报》1923年第1期中的包识生医案

包识生临床以善用经方而鸣，但其治疗方案较少流传。1923年，包氏在《神州医药学报》发表了自己的治案9则，均为包氏应用伤寒经方治疗急重危证而获效之案例（图16）。

方案举隅

治鼠疫结核（即腺肿性百斯笃）

粤东潮州城内下东堤三家巷口，陈顺隆行悟初先生之五弟，值潮城发生鼠疫，未免杯弓蛇影，顿起恐怖之心。于下午四时返家，身体并无不适，晚膳后骤觉形寒壮热，头痛身疼，其以为风寒所致，且素体衰弱，平时善进温补，故未敢以疏散之品服之。至九时许，觉少腹股际起一结核，大若龙眼，疼痛非常。至十二句钟，则如鸡蛋大，且神智不清，时作谵语。合家虽惶恐，而潮俗甚鄙，明知鼠疫，讳莫如深，言之恐疫魔之更为疠也者。至二三句钟，则结核隆起如鹅蛋，按之则痛彻心骨，壮热，唇焦，舌黄燥，目赤，病势甚凶。因此症而一二日丧生者比比，至天将鸣，召识生往诊，至则已神智昏糊，壮热如焚，结核隆起，按之石硬而作剧痛，即投以此汤。用：

生麻黄二钱五分　当归二钱二分半　升麻一钱二分半　知母七分半　黄芩七分半　玉竹七分半　川桂枝二分半　白芍二分半　天冬二分半　甘草二分半　石膏二分半　干姜二分半　赤茯苓二分半

服后三句钟，仍不见效，汗亦不出，连进一剂，至九句钟，则汗出如雨，神智即清，结核消去一半，热势略退。三日连服六剂，诸证悉除，结核全消矣。

此后治愈约三四人，症候功效大同小异。

［**按语**］ 19世纪末20世纪初，潮州鼠疫频发，死亡逾万。由于鼠疫患者有腹股沟等处淋巴结肿大化脓的典型症状，当时亦有医家称之为“鼠疫核症”。本案为典型的腺鼠疫，病患“腹股际起一结核，大若龙眼”，包氏称之为“鼠疫结核”。百斯笃（Pest）为当时鼠疫的西医病名。包氏认为此病为血毒之病，治以《伤寒论》麻黄升麻汤排泄血毒收到较好的治疗效果。

治横痃初起

辛亥识生在潮汕第四军中时，兵士沾染花柳毒症者数十人，其横痃初起，形寒发热之候，累投此汤（麻黄升麻汤）三四剂，即不化脓，亦不再长大矣，但求其消散则未能也。如成脓者亦无效，因该病属于菌毒，局部之症非全身疾病也，服此横痃中止者十余人，效果则不若前后二症之美满也。

［按语］ 横痃是各种性病导致的腹股沟淋巴结肿大。初期形如杏核，渐大如鹅卵，坚硬木痛，红肿灼热，或微热不红。穿溃后流脓液，不易收口。

治大头瘟

民国九年二月，应江苏海门茅楚才君之约，有邻人某甲患大头瘟，身热，头肿如斗，面目模糊，脉细数，神智昏迷，投以此汤（麻黄升麻汤）加紫背浮萍三钱，服一剂，隔日则热退肿消也矣。

［按语］ 以上三病，包氏认为均属阴血含毒之证，病虽异，证相同，治亦相同，所以都可用麻黄升麻汤。包氏在治案之后自注，解释麻黄升麻汤的配伍："细察其方，是合桂枝汤、麻黄汤、理中汤、四逆汤、真武汤、白虎汤而成。然麻黄则去杏仁，桂枝则去大枣，白虎去粳米，真武、四逆去附子，理中去人参，各方之主药并皆去之，加升麻以透已陷之阳，加冬、竹以育将丧之阴，当归则为厥阴肝经之主药，引诸药入脏，如将帅之司令焉。"

治骨痨

案 1 潮州陈悟初先生二公子拙庵兄，年十七，读书用功过度，每至半夜亥子之交，呻吟梦寐间而不知也，业师以为年轻梦语不足异也。自后日益增剧，至时必痛而醒，醒时必在一句钟。数月后，左胫骨离足跗三寸许肿起，坚硬，皮色不红。是骨质变大，非皮肉发肿也。若修养则轻，而用心则剧，习以为常。经一载，小便混浊矣，舌苔绛剥矣，肢冷咳嗽无痰矣。目瞪神露面色苍白，虚劳之态毕现。中西名医诊治殆遍，竟无效验，阴药不能近，阳药不能受。后召余诊之，知为先天不足，病在骨髓虚寒，即今之所谓骨痨也。初与芍药甘草附子汤，服一二剂，溺浊少清，舌绛少退，五剂后，更投真武不能受，再服原方增重附子，十余剂后，复用真武，即能受矣，痛亦大瘥。真武服十余剂再加温药，不受。又服原方十余剂，诸症渐减，精神渐复。自后，以附子为君，每剂六钱，一日连服二剂。生附片之麻醉性发，昏厥片时，其痛亦因之大减，骨肿更消。时经二载，服附子二十余斤，诸症悉愈。

案2 萃华公司南市分店孙君之外甥某，先天不足，面白无华，体貌甚弱，背脊右肾外部肋骨肿大三根，并皮肉亦肿大如包大，长五寸，宽三寸，高三寸，按之不痛，皮色不变，以空针抽之得清液一小杯，症似痰块漏疽，因其骨肿大，断为骨痨。初投真武原方三十剂，不动。后以甘草附子汤，用生附六钱，参以保元、阳和二方，十剂已，减去其半。服百剂，肿平，骨亦复原，精神倍增，气色如常矣。

［按语］骨痨即骨结核，传统医家认为这是寒痰凝聚于骨关节间的阴证，因此称之为“流痰”“穿骨流注”等。至近代，此病依然为难治之疾。以上两案，包氏均重用附子治疗而获效，认为“附子为少阴水脏骨髓病之特效药”，用法上以生附子效好，用量一钱有效，六钱为极量。

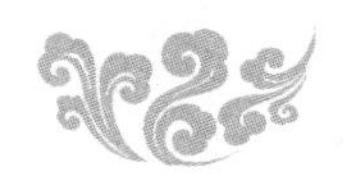

朱氏妇科方案

朱南山治崩漏

朱南山治鼻衄

朱鹤皋治经迟

朱鹤皋治经漓

医家生平

朱氏妇科肇始于朱南山。朱南山（1871—1938），名松庆，又名永康，以字行，江苏南通人。少时家贫苦学，及壮，好读医书，拜同乡儒医沈锡麟为师，学成后，行医于本乡，渐以妇科著称，同时亦擅治内科、皮肤科诸病。1916年朱氏徙居上海，设诊所于开封路同兴里。长子朱小南（1901—1974）、次子朱鹤皋（1903—1995）均承衣钵，20余岁在上海开业，亦以妇科著。1932年朱南山任中国医学院名誉院长，朱鹤皋任中国医学院主持处主任。1936年朱南山父子创办新中国医学院，培育中医学子。1938年朱鹤皋继承父亲遗志，从事药物研究，广植药材，以实物教材向学员讲授药物性能，学员遍及港台地区及新加坡等地。

20世纪30年代，朱小南、朱鹤皋在上海已颇有医名。1935年的《海上名医真案》（图17）、1937年的《上海名医医案选粹》均收录了朱氏兄弟的临诊方案。朱鹤皋医案还曾发表在《现代国医》等期刊上。

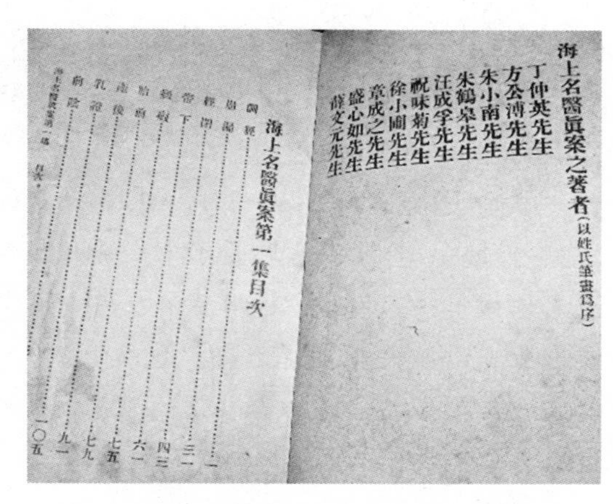
海上名醫眞案第一集目次

海上名醫眞案之著者（以姓氏筆畫爲序）
丁仲英先生
方公溥先生
朱小南先生
朱鶴皋先生
汪成孚先生
祝味菊先生
徐小圃先生
章成之先生
盛心如先生
薛文元先生

图17 《海上名医真案》收录朱小南、朱鹤皋医案

50年代，朱小南工作于上海市公费医疗第五门

诊部，著有《朱南山先生的医学成就》《朱小南医案》《朱小南妇科经验选》等。朱鹤皋迁居香港，发起组织香港新华中医中药促进会和香港中国医学院，著有《朱氏女科》《症治精华》等。

方案举隅

朱南山治崩漏

姜姓，四十二岁。

生八胎，第九胎系人工流产，术后月经初尚正常，四个月后忽然行经过多，形成崩漏，持续五六个月，淋漓不断，腰酸形瘦，心悸失眠，心中懊侬，复刮宫二次，崩量更多。西医认为必须切除子宫，方能止血。患者不愿，转请中医治疗，服补气益血止涩药多剂，未见功效，乃请先父诊治。所述症状，如头晕眼花，腰酸肢软，精神疲倦，多属虚象。惟按其小腹，则隐隐作痛；切其脉，则虚细而涩。先父认为久病且流血过多，固属虚亏，但其中尚有残余的瘀滞未化，因此新血不能归经，故前服补养固涩剂未能见效，关键即在虚中有实，遂处将军斩关汤方。

熟军炭一钱　巴戟天三钱　仙鹤草六钱　茯神三钱　蒲黄炒阿胶三钱　黄芪一钱五分　炒当归三钱　白术一钱五分　生熟地各三钱　焦谷芽三钱

另用藏红花三分，三七末三分，红茶汁送服。

甫服一剂，崩即停止，再经调理，恢复健康。

［按语］本案为朱氏长子朱小南所录。将军斩关汤为朱氏所创，是朱氏妇科的家传验方。用于治疗虚中夹实的崩漏。方中蒲黄炒阿胶养血止血，熟大黄炭清郁热，合以四君、四物汤之法及红花、三七，具有“补气血而祛余邪，祛瘀而不伤正”的功效。本案一剂即获效，成为后学揣摩效仿的经典案例。

朱南山治鼻衄

一鼻啸重症（即鼻洪）患者，鼻中流血不止，服药打针均无效。延先君治时，已流血多时，势急不止，射如喷泉，面红气粗，头晕口渴，脉象弦数。家人陈述病情，谓病者肝阳素旺，昨与人剧烈争论，气愤难忍，一夜未睡，晨起鼻出鲜血，持续不断，用棉花塞阻，则倒流入喉，多方治疗，无法止住。先君认为本症系肝火沿督脉上逆，衄血势盛，急切间，煎药费时，遂令急购紫雪丹五分，以冷开水灌入口中，并嘱用热水袋暖其脚底，复用重被覆盖两膝以保温，引上逆之血导向下行，再用冰块置其后项风府穴处（按：督脉起于尾闾骨端，上循脊柱至脑凹陷中的风府穴，进入脑内，再上巅顶沿额下行至鼻柱）。用上法历十余分钟，鼻衄即止。

［按语］ 本案为朱氏长子朱小南所录。朱氏虽以妇科著称，但并不专限于此，在内科等其他疾病诊治上亦颇有经验，创有治疗痢疾、胃痛等病的经验方。本案病者出血症势紧急，朱氏用冷开水送服紫雪丹，放置冰块在其项后，并用热水袋温暖脚底，用厚被温暖两膝，这是一种引火下行、凉上温下的方法。

朱鹤皋治经迟

葛女。

［初诊］ 阴虚生内热，热烁阴伤，口燥潮热，经迟半月不行，精神疲惫，脉细数。治以清利。

大生地四钱　金石斛三钱　大白芍三钱　知贝母各二钱　白茯苓三钱　女贞子三钱　粉丹皮二钱　青蒿二钱　焦山栀三钱　天花粉三钱　炒橘白二钱五分

［二诊］ 天癸已行，内热渐清，未免体瘦形寒，脉细数，苔薄。治宜养血清化。

大生地四钱　大白芍三钱　粉归身二钱　谷芽四钱　白茯苓三钱　女贞子一钱五分　天花粉三钱　磁石四钱　炒枣仁三钱　焦山栀二钱　川石斛三钱

［三诊］ 腰酸带下已瘥，略有头昏心荡，胃纳不香，脉形细涩，舌黄。治以健脾养心。

焦潞党参八分　川杜仲三钱　嫩桑枝四钱　谷麦芽各三钱　炒陈皮二钱　炒枣仁二钱　川续断三钱　焦内金三钱　焦楂炭三钱　焦白术二钱　活磁石（先煎）四钱

［四诊］ 调理以来，诸恙均除，脉细弦。治以益气养血。

焦潞党参一钱五分　新会皮二钱　焦白术二钱　谷芽三钱　大黄芪二钱　朱茯神三钱　粉归身一钱五分　焦内金三钱　大白芍二钱　炒枣仁三钱　川杜仲三钱

［按语］ 月经推迟不行，或因体虚，或因受寒，或因情志。本案为阴虚内热，水亏血少，月经不能如期而至。朱氏辨治准确，获效迅速。

朱鹤皋治经漓

案1　Lee，女。菲律宾人，住虹口。

前曾小产两次，气血双亏。刻下经漓八日，腰酸心荡，是关藏统失司。脉细。治宜益气养血。

归身炭钱半　炒于术钱半　制香附钱半　白芍炭三钱　川杜仲三钱　炒黄芪八分　生甘草一钱　炒枣仁三钱　白茯苓三钱　煨木香八分

［二诊］ 药后经漓渐止，腰酸心荡已瘥。脉细尚和。再宗前法进行。

陈棕炭四钱　炒黄芪钱半　白芍炭三钱　炒归身二钱　炒枣仁三钱　生甘草八分　炒于术钱半　莲房炭三钱　炒茯苓三钱

朱殿注：此病者系一菲律宾之女子，有一粤妇同来，任翻译，服二剂后，病痊愈，伊强作半规式之沪语，笑谓朱先生曰："吃之两帖，毛病都好了，中国的药品真灵，就是药味苦得很。"相与一笑。

案2　沈女。

［初诊］ 肝气不和，脾不统血，头昏目眩，胸闷腹胀，食少，经水断续，四肢酸软，脉细。治以健脾和肝。

新会皮二钱　大腹皮二钱　川杜仲三钱　晚蚕砂（包）三钱　焦潞党参一钱五分　炒阿胶二钱　香附炭二钱　炒白芍二钱　焦楂炭三钱　牛膝炭三钱　枳实

炭一钱五分

［二诊］ 胃口稍开，淋经略少，脘闷腹胀，肢略酸，脉细。治以去瘀生新。

炒阿胶二钱 黑地黄三钱 香附炭二钱 晚蚕砂（包）四钱 新会皮二钱 姜半夏二钱 焦潞党参一钱五分 全栝楼六钱 枳实炭一践五分 春砂仁八分 焦楂炭三钱

［三诊］ 脾气虚弱，肝胃不和，脘腹胀闷，大便不解，漓经半月，脉细苔腻。治宜和化。

大腹皮三钱 炒阿胶三钱 郁李仁三钱 荷梗二尺（去刺） 栝楼皮四钱 焦苡仁六钱 陈艾炭八分 藕节五枚 于术炭二钱 香附炭一钱五分 晚蚕砂（包）三钱 莲房二钱

［四诊］ 漓经已少，泛恶亦瘥，食少肢软，目花头晕，脉细。治拟益气养血。

炒阿胶二钱 新会皮二钱 炒白术二钱 炒黄芪一钱五分 茯苓炭三钱 焦潞党参一钱五分 旱莲草二钱 焦谷芽三钱 黑地榆四钱 焦楂炭三钱 藕节炭三枚

［五诊］ 漓经日久，肝脾两亏，头昏目眩，心荡脘闷，肢软，脉细弱，舌淡腻。治拟归脾养血归经。

阿胶炭二钱 酸枣仁三钱 黑地榆四钱 十灰丸（包）四钱 新会皮二钱 黄柏炭三钱 姜半夏一钱五分 炒白芍二钱 香附炭一钱五分 焦白术三钱 春砂仁六分 藕节炭五枚

［六诊］ 经漓绵绵，形黄肢软，关于肝脾虚弱，尚防崩血。脉细，治拟归脾饮加减。

炒枣仁四钱 阿胶炭二钱 蒲黄炭（包）三钱 焦山栀三钱 于术炭二钱 新会皮二钱 小蓟炭三钱 三七根一钱五分 炒丹参二钱 黑地榆六钱 乌药炭三钱

［七诊］ 漓经不清，小腹坚硬，关于宿瘀内阻。脉细，舌薄。治拟去宿生新。

炒生地三钱 炒阿胶二钱 炒于术二钱 三七末（冲）八分 炒黑延胡索二钱 新会皮二钱 地榆炭四钱 酸枣仁三钱 乌药炭二钱 陈艾炭八分 炒白术二钱

[**按语**] 两案均为经期延长，月经淋漓不净。前者延期八日而就诊，病症及诊治用药颇为明朗，见效亦快。后者延期半月，病症虚实夹杂，诊治用药虽经多次调整，收效仍迟。古代医家有“血见黑则止”之说，纵观朱氏两则治案，多处使用炭类药物，大约也宗此义吧。

明清乃至民国时期，炒炭而制的中药种类较今日繁多。当前有研究者在对药物炒炭的炮制方法与止血功效之间的联系作相关研究。

名　　家　　方　　案

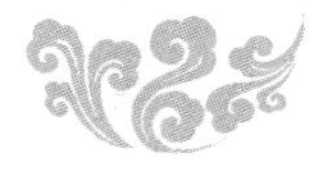

陈筱宝方案

治闭经

医家生平

陈筱宝（1873—1937），又名云龙，字丽生。原籍浙江海盐，生于上海浦东洋泾。15 岁随父习医，18 岁代父看诊。25 岁父亲亡故，遂拜浦东妇科名医诸香泉门下。其后，在上海南市三牌楼定居挂牌行医。中年时，得到宋代医家陈素庵《妇科医要》手抄残本，潜心研读，医道大进。由此，陈氏专门以妇科为业，并广事搜罗，博览古今医书与方案。著有《医事散记》四卷，可惜在抗日战争中毁于日寇烽火，仅留残卷与后人。子盘根（1897—1976）、大年（1900—1975），承父业，为陈氏妇科传人。陈氏方案较为罕见，仅有少量处方被收藏。次子大年整理陈氏临床经验，写成《妇科陈筱宝的学术经验简介》，发表于《上海中医药杂志》（1962），并收录于《近代中医流派经验选集》（上海科学技术出版社，1962）。

方案举隅

治闭经

案 1　何立三太太。形体壮实而经停三月，某医投破血行经药不应，反觉腹中胀满，就诊于先君。视其面色，枯索无泽，问其生活情况，知其操劳过甚，诊脉细弱无力。认为积劳内损，虽外形壮硕，所谓外强中干之质，不宜峻攻，以损元气，改以香草汤（香附子、益母草、鸡血藤、当归、泽兰叶、大川芎、柏子仁、红糖等）投之。服三剂后，腹部胀满得除。再服三剂，月经遂行。

案 2 陈桂春太太，病伤寒之后，越半年而经水不至，手足烦热，肌肤枯索，一日经忽来临，量不多而有瘀块。前医以为必有停瘀，方用桃仁、红花、当归等药，五六剂后，经水仍不至，反见胸腹胀满。前医认定瘀不下，更加三棱、蓬莪术，又见潮热、心悸、不寐等。先君诊之，谓此犯虚虚之戒，化源告竭，恣意通利之法，无怪病情日增也。乃予回天大补膏（人参一两五钱、茯苓三两、当归三两、白芍一两五钱、川芎一两、生熟地各四两、陈阿胶三两、知母三两、红花五钱、山药三两、玄参三两、丹皮三两、龟板胶三两、牛羊乳各二两、人乳一两、柿霜一两、梨汁一两、天门冬三两、银柴胡一两、鳖甲胶三两、八制香附四两等），嘱每日进服。二月后，诸恙渐瘥，三月后经行正常，病全愈。

［按语］陈氏治疗闭经主要辨别虚实两端。前者因生活操劳而经停三月，腹中胀满，并非单纯实证，以香草汤养血活血、行气化滞。后者病后经停半年，手足烦热，肌肤枯索，为血枯经闭，以回天大补膏大补阴血，缓缓获效。

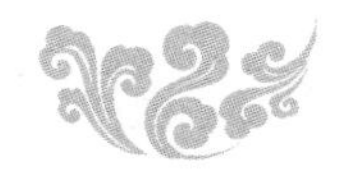

张山雷方案

治中风

治解颅

治小儿牙疳

医家生平

张山雷（1873—1934），字寿颐。江苏嘉定（今属上海市）人。因母病弃举业习医，从当地中医俞德琈、侯春林及上海黄醴泉学内科三年，至嘉定黄墙从疡科名医朱阆仙学，协助朱氏举办黄墙中医学校，后该校中辍，即去沪行医，并在神州中医专门学校任教。1920年应聘任浙江兰溪中医专门学校教务主任。张氏在沪行医近十年，与河北张锡纯、慈溪张生甫有“名医三张”之誉。撰有《中风斠诠》《古今医案平议》《皇汉医学平议》等。

张山雷所著《古今医案平议》四种十七卷，采集古今医案，依类纂辑，详加评议，并于其中附录张氏自己及其师黄醴泉、朱阆仙医案，于20世纪20年代刊登于《绍兴医药月报》（图18）《医学杂志》（图19），同时也作为浙江兰溪中医学校的教材。

后人收集张山雷的临证治案，进行系统整理后，成书《张山雷医案》，收入《张山雷医集》，于1995年出版。

方案举隅

治中风

案1　邵，男。病起二月，猝然半身不遂，言语不利，于今麻木，

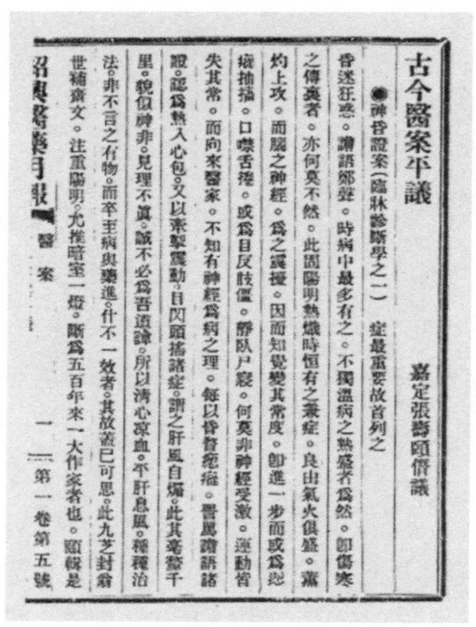

古今醫案平議　　嘉定張壽頤僭議

●神昏譫案（臨牀診斷學之一）　症最重要故首列之

昏迷狂惑。譫語鄭聲。時病中最多有之。不獨溫病之熱盛者爲然。即傷寒之傳變者。亦何莫不然。此固陽明熱熾時恒有之兼症。良由氣火俱盛。薰灼上攻。而腦之神經。爲之震撼。因而知覺變其常度。即進一步而或爲瘛瘲抽搐。口噤舌捲。或爲目反肢僵。靜臥尸寢。何莫非神經受激。運動皆失其常。而向來醫家。不知有神經爲病之理。每以昏瞀瘛瘲。詈罵譫語諸證。認爲熱入心包。又以瘈掣震動。目閃頭搖諸症。謂之肝風自煽。此其毫釐千里。貌似神非。見理不眞。誠不必爲吾道諱。所以清心涼血。平肝息風。種種治法。非不言之有物。而卒至病與藥進。什不一效者。其故蓋已可思。此九芝封翁世補齋文。注重陽明。尤推暗室一燈。斷爲五百年來一大作家者也。頤僭是

紹興醫藥月報　醫案　一　第一卷第五號

图 18 《绍兴医药月报》1924 年第 5 期中的《古今医案平议》

醫學雜誌　67

醫案門

古今醫案平議　　名譽理事　張壽頤

虛人感冒類

感冒新邪。法當疎泄。仲聖桂枝麻黃之法。雖曰主治太陽病之中風傷寒。似與今之感冒不同。實則初感之風寒。邪在太陽。至輕至淺。亦即感證之一。仲聖既立桂麻解肌發汗之大法。而即曰尺中遲者。不可發汗。知其陰素弱之人。縱使有表當疎。自有不可不避洞瀉顧者。後人因此而立參蘇飲。補中益氣等湯。以爲補中兼發。可以兩合機宜。豈知病情各殊。變化不一。雖不敢謂虛人外感。必無巧合參蘇益氣之症。然亦胡可拘守呆板之方。以應無窮之變。讀古人治案。自有條理可尋。然且未免得失互見。瑕瑜不掩。則虛之一字。所賅者廣。而感受新邪。亦必各有不同之點。如執死方以治活病。是趙括徒讀父書。可操必敗之券矣。爰集舊案以示

第三十七期　醫案門　六十七

图 19 《医学杂志》1927 年第 37 期中的《古今医案平议》

尚能行动，乃是类中风极轻之候。脉弦劲有力，舌苔白垢，此肝阳易挟痰浊上升，西学之所谓血冲脑，必用张伯龙法，化痰降镇为宜，况乎大便多日未行，降少升多，尤其确然有据。

瓜蒌皮一钱五分　生石决明八钱　生玳瑁二钱　生磁石三钱（三物先煎）　象山贝三钱　宋半夏二钱　生远志三钱　大白芍二钱　当归全二钱　鲜竹茹一钱五分　陈胆星八分　天竺黄一钱五分　橘红一钱　礞石滚痰丸一钱五分（包煎）

案 2　吴，男。逾甲之年，猝中偏枯，明是气血交并于上。脉右搏大，左亦沉弦，舌心白垢，尖边色红，大腑不行，矢气自转。此宜化痰开泄。

瓜蒌皮二钱　光杏仁三钱　陈胆星一钱五分　旋覆花（包）二钱　原红花八分　陈枳壳七分　象贝母二钱　生打代赭石三钱　生打牡蛎六钱（先煎）　生白芍二钱　生玄胡一钱五分　礞石滚痰丸五钱（另吞）

［二诊］　昨进开宣泄化，大便已通，燥而不畅。今日言语稍清，脉右搏较和，左手起色，舌乃黄厚垢腻。仍须昨意进步。

全瓜蒌四钱　象贝母二钱　陈胆星一钱五分　老竹黄一钱五分　广郁金一钱五分

陈枳壳六分　川黄连四分　旋覆花（包）三钱　代赭石三钱　生打牡蛎五钱　生玄胡一钱五分　礞石滚痰丸三钱（分两次吞服）

案3　李，男。年逾五旬，突然左肩痛，渐至右手右足酸楚无力，稍有头痛。已服某医一方，药用潞党、术各二钱，当归身三钱，余则化痰活络。后招某往视，述服药后心中懊侬，漾漾泛恶，痰黄厚且多。脉则左手弦紧，但不甚大，且涩滞不爽，右脉小而沉涩，指下不调。舌苔不腻，中心质地淡白，涩滞无华，胃纳尚可，二便亦通，虽行动如常，而口角流涎，舌音已觉謇涩。此真阴大衰，有气血冲脑之变，势必难免增剧。姑书所见，徐观其后。

菖蒲五分　生牡蛎四钱　归身一钱五分　枣仁三钱　象川贝母各二钱　老竹黄一钱五分　川断二钱　白芍三钱　桑寄生三钱　藏红花四分　橘络七分

次日复诊，涎流已定，证势略安。

原方加大元地三钱、生萸肉一钱半、砂仁四分。

案4　郑，男。病起四月，不言不动，肢冷痰声。用稀涎散，大吐痰沫，遂能言语，止云头不舒，喉不爽，胸无闷苦。盖气升痰升火升，血菀于上之薄厥。引吐之后上升之势愈张，故神络不甚了了，言亦不尽明白。头不舒则头痛眩运无疑。近有金老医谬投附子理中加桂、真武、广东之所谓参茸丸等，一剂胸闷，再投而痰起，三投而不动不言如故矣。脉虽不数，中候弦大有力，沉尺亦不弱。牙关虽闭，以箸启之，尚能开三分许，教之伸舌，亦能伸出四五分，则并非真正昏迷无知也。苔前半薄白满布，后半白厚，尖不绛亦润泽，大腑二十日不行，小溲赤，反投温补，罪不容诛矣。议开痰降气，疏通大腑，冀得地道一通，当有转机。

全瓜蒌四钱　郁金一钱五分　胆星三钱　竺黄三钱　法半夏一钱五分　枳实八分　菖蒲一钱五分　莱菔子二钱　生牡蛎五钱　郁李肉一钱五分　紫菀二钱　象贝二钱　射干一钱五分　礞石滚痰丸四钱（包煎）

［二诊］　十八日服药，渐以痉厥，手足拘挛不伸，揉之不直，其状可畏。盖胸脘中附子理中尚未消化，痰涎互结，骤得泄降大剂，彼此格柜不通，演成险象。幸其父窥透隐微，谓此中激战，只有听其自然，不宜杂药乱投，滋多变幻。十九日痉势渐缓，言语有声，而神情不甚了了，竟不服药，坐观动静。二十日上午又小小发痉，午后则腹中漉漉有声，

则神清气爽，言语清明，手足运动，转侧如常，并进粥饮，但口渴颇甚。自欲盐汤一日三四小茶壶，举家听之，已谓生机盎然矣。子夜后始得畅解，先结块六七大丸，坚黑干燥，继则溏薄，解后安睡。早七时往诊，脉象安和流利，舌润尖微红，中心有薄黄腻苔，但不厚耳。胸腹微痛，两胫酸楚，别无见症。盖不纳谷者二十天，一温补，一荡涤，以肠胃作战场，中土冲和之气受损不少。譬如富庶之区，骤经两军攻击，纵令匪氛扫尽，而闾阎景象大非昔日旧观矣。幸年少体实，图得背城制胜，而此菔子、滚痰丸、菖蒲、胆星、半夏，终是焦头烂额之上客。假令吐痰之后，继以镇静安胃，则曲突徙薪，何致演此不可思议之恶剧。盲老之冒昧不足言，而颐侥幸图功，实是淮阴背水之阵。倘使发痉之时一蹶不振，岂不成败？论人功罪谁定！惟事在危急之秋，苟有一线生机，所见既真，亦不可不放胆为之，希冀一二。设或畏葸退缩，坐视不救，抑或疲药敷衍，贻误事机，则伯仁由吾而死，亦当与孟浪误事者同科论罪矣。医为何事，万不得避嫌避怨，自弃天职，惟识不到、认不真则胆大妄为，又杀人之利刃耳。此时波浪已平，元气未复，又如乱定之后，生计萧条，妇孺憔悴，止宜劳来安集，渐复旧观。更不能雷厉风行，借搜捕余党之名妄图肆扰，则安胃气、清余热，清微淡远已尽能事。万不可早投滋补，长其余焰。须知脾胃俱虚，消化力乏，厚腻皆在所忌。王孟英谓白饭香蔬清茗便是佳珍，此则善后之要着，而非从事于《景岳全书》者所知也。

原枝金钗石斛三钱（劈开　先煎）　北沙参三钱　白前三钱　象贝三钱　炮姜二分　法夏一钱五分　川连三分　焦谷芽三钱　橘红八分　生牡蛎四钱　炒枣仁三钱　乌药八分　砂仁壳四分

［按语］张氏效法晚清医家张伯龙中风研究，参照西医理论，著《中风斠诠》一书，提出中风病机为气血冲脑，并拟镇肝潜阳、开痰泄浊法、顺气降逆法等治疗八法，用药上常选牡蛎、石决明等介类。此四案均为诊治实录方案，从中张氏思想可见一斑。案4较为完整地记录了病者两次诊治经过与疗效，第二次诊治用药以安胃气、清余热为主。张氏对病后的调理，以顾护胃气为要。而所谓的调理，并不是一味滋补，反而是白饭、菜蔬、清茶更为重要。推而广之，其他疾病的善后调理，也是一样。

治解颅

某幼，八个月。四月：病起呕吐，天柱软倾，面色皖白，渐以解颅，头大如六七岁之人，哭声不扬。父母年逾知命，先天之弱，恐无治法，姑与鹿茸一分研细末，分三日服；外用旧法，细辛一钱，肉桂三钱，干姜五钱，研细，温开水涂囟门。

［复诊］ 五月三十日。神色稍振，头能举动，形已缩小，笑颜可掬，肤润泽，面有血色，但囟门虽起，而软处大逾径寸以外，未可乐观。

潞党参二钱　黄芪二钱　冬术一钱五分　甘草一钱　紫河车四分　明附片四分　鹿角片六分　陈皮一钱五分

前方子母同服。另用鹿茸血片二分，研，分十日服，外敷药如前。

［按语］ 解颅，即幼儿囟门未按时闭合，传统医学认为本病是由于小儿先天不足，肾气虚弱所致，治疗以培补气血、滋肾充髓。本案所用外敷旧法，可见于《千金方》所载“三物细辛敷方”。紫河车、鹿角片，为血肉有情之品，常用于补肾益精。

治小儿牙疳

胡幼，稚龄。胃热上熏，身热牙龈腐烂，病延匝月，其势已张，大便坚，脉数。症是牙疳，甚非轻恙，急清胃火，导热下行，苟得腐化渐定，方为化吉。

鲜生地五钱　鲜铁皮石斛五钱（二物打破同煎）　象贝三钱　紫草二钱　胡黄连一钱　川黄连五分　连翘壳二钱　怀牛膝二钱　生石膏八钱　丹皮一钱五分　银花四钱　鲜芦根一两去节　肥知母四钱

［二诊］ 两进清胃，血溢虽减，腐化未定，症颇可危，不敢遂称可治。再拟清解，须得不再烂开，方冀吉人天相。

生打石膏五钱　南花粉三钱　怀牛膝二钱　肥知母三钱　骨碎补一钱　紫草四钱　银花四钱　贯众一钱五分　鲜石斛三钱　鲜芦根一两去节

［三诊］ 咬牙疳，自脱腐骨一片，鲜肉已生，并无血泄，是为佳景。

大便虽溏，小溲仍赤秽气，肺胃热邪扰未尽净，仍须清解。

鲜铁皮石斛三钱　生肥知母二钱　象贝母三钱　怀牛膝二钱　条子芩五钱　牛桑白皮三钱　牛紫草二钱　白茯苓三钱　鲜芦根（去节）一两　杜花粉二钱

［四诊］ 牙疳腐骨自落，大处新肌已生，唯面前正齿旁边腐烂未定，鼻旁尚肿。此阳明痰热未净，大便虽溏，当是实火上蒸，仍宜清泄为上。

瓜蒌皮二钱　肥知母二钱　象贝母三钱　生石膏六钱　怀牛膝二钱　北丹皮一钱五分　鲜竹茹一钱五分　鲜芦根一两（去节）　鲜石斛三钱（打先煎）　生打牡蛎五钱

漂淡海藻一两五分　漂淡陈海蜇二两（煎汤代水煎药）

［五诊］ 牙疳日久，虽不深化，亦未收束，胃火未清，大便时结时溏，仍宜清泄。

鲜生地三钱　鲜石斛三钱　象贝三钱　宋半夏一钱五分　生石膏四钱　肥知母三钱　润玄参二钱　鲜芦根（去节）尺许　香白芷四分　怀牛膝二钱

［按语］ 牙疳，即牙龈腐烂之症。小儿牙疳，可见于传染性发热疾病之后，热毒攻胃所致，治疗以清泄热毒为主。

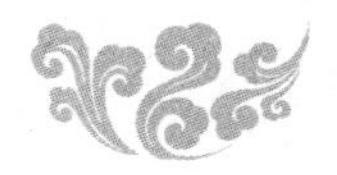

周小农方案

医家生平

周小农（1876—1942），名镇，字伯华。江苏无锡人。14 岁随父迁居上海。翌年，患烂喉丹痧，多方求治，年余始瘥，然而两个妹妹却因传染而早殇。17 岁开始习医，先在无锡师从邓羹和，后返沪跟从钱贻生、张聿青。23 岁在上海开业应诊，兼任广益、位中两善堂诊所医务，之后被上海警署聘为医生，为全署二千余警察诊治。37 岁回无锡执业，改字小农以行，并任无锡《医钟》月刊编辑。56 岁任中央国医馆名誉理事。著有《周氏集验方》《临产须知》《惜分阴轩医案》等。

《惜分阴轩医案》（图 20）为周小农所录自己二十余年临证治验，共计验案近三百则。1916 年，收入裘吉生“医药丛书”，由绍兴医药学报社刊行。1958 年上海科学技术出版社刊印时，此书改名为《周小农医案》，并增加三卷未刊手稿，以病症归纳，分为六卷。

民国时期刊行的《蜉溪医案选摘要》《全国名医验案类编》均收录了周小农医案。

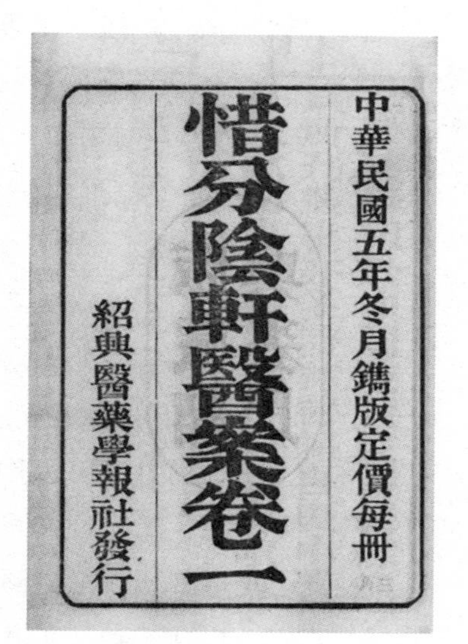
中華民國五年冬月鐫版定價每冊
惜分陰軒醫案卷一
紹興醫藥學報社發行

图 20 《惜分阴轩医案》1916 年刊印本

方案举隅

治血痢

病者：严君，年五十九岁，住本镇。

病名：伏热赤痢。

原因：素因体实肝热，十月望略受感冒，触动伏热，陡发血痢。

证候：背寒腹热，便痢后重，腹中疞痛，初下殷红挟积，翌日少腹痛，觉轰热，纯系鲜血，口渴少寐，少溲赤痛。

诊断：脉左弦，右大无伦，舌红兼紫。此心营素亏，伏热内袭之血痢重证也。

疗法：凉血坚肠，清透伏热为君，佐以导滞。

处方：银花炭三钱　白头翁三钱　黄柏炭八分　生白芍三钱　益元散三钱（包煎）　焦秫米三钱（荷叶包）　山楂炭三钱　侧柏炭三钱　扁豆花廿朵　茉莉花十四朵（冲）　槐花八分　香连丸一钱　萝卜汁一酒钟（送下）

［次诊］十八日犹有轰热迫注，小溲色红，血痢日夜百余次，连宵失眠，脉弦右大，又疏凉血清伏热。

次方：鲜生地六钱　白头翁三钱　槐花八分　金银花三钱　北秦皮一钱　粉丹皮钱半　赤白芍各三钱　金铃子钱半　黑山栀三钱　侧柏叶三钱　扁豆花廿朵　百草霜钱半　阿胶梅连丸二钱（包煎）

［三诊］十九日服后，痢之红色较淡，肛口之热较轻。然痢下如漏，肛脱不收，阳不藏而欲升，指振自汗，溲赤少寐。乃伏热未清，阴虚阳升，气不收敛也。治以滋阴敛肠，泄热清气。

三方：西洋参钱半　辰茯神四钱　白头翁三钱　北秦皮一钱　金铃子钱半　赤白芍各三钱　扁豆花廿朵　槐花六分　金银花三钱　真石莲三钱（杵）　鲜荷蒂三个　阿胶梅连丸二钱（包煎）

［四诊］二十日服后。血痢虽减，而血少风翔，腹中有声，颧红火升，沉迷不欲言，姑守原方以消息之。

［五诊］ 廿一日指搐神烦已定，足亦温，寐少安，尻酸气滞，口气尚秽，与周仲萼商，进养胃阴、清伏热。

五方：西洋参钱半　东白芍三钱　油当归二钱　川石斛三钱　莱菔子三钱　花槟榔二钱　金银花三钱　扁豆花廿朵　地榆炭三钱　槐花二分

［六诊］ 廿二日原方加茯神、枣仁。至廿四日上午，气升颧红面赤又作，肛热作痛，按腹灼热，仍用十九日方意。

［七诊］ 廿八日，一夜十余次，红少粪多，虚坐努责，肛脱寐遗，进摄脾固肾法。

七方：生白芍三钱　白归身二钱（煅炭）　菟丝饼　川断各二钱　真石莲三钱（炒松）　提麦冬二钱　山萸肉三钱　甘杞子三钱　扁豆花廿朵　煨木香八分　鲜荷蒂三个　并食猪肚汤、荠菜。

［八诊］ 廿九日下午，痢止，转泻黄沫未化菜食，似为中寒食不消之象，是前养血扶正，虚阳渐敛，脉转沉细，气虚见征。转与薛君文元，酌用扶中益气，柔肝敛肠。

八方：西潞党三钱　生于术二钱　益智仁三钱　炒扁豆三钱　煨木香八分　炙甘草五分　新会皮一钱　玫瑰花两朵（冲）　生葛根一钱　甘杞子三钱　生白芍三钱　赤石脂三钱

效果：脉渐振，便溏仅两次。最后潘君德孚拟运脾和肝小剂，如白芍、香橼皮、茯苓、大腹皮、焦谷芽、佛手花之类，胃旺便坚，日就康复而痊。

［按语］ 此案初诊己酉（1909）年十月十七日。周小农父亲年近六十，病患腹泻、便血，症情颇似急性出血性肠炎，日夜泻利百余次，险象环生，经周氏与周仲萼、薛文元、潘德孚等上海医家多方诊治，半月而渐痊。此案被收入周氏《惜分阴轩医案》，同时也被何廉臣收入《全国名医验案类编》。何氏书中所载此案在用药剂量上记录详尽，而周氏之书略去了剂量。

治中风

严君自己酉血痢，大伤阴血，渐有唇动肉瞤筋惕。己未正月因事动肝，二月初五夜二时寐醒，忽觉风痰上壅，心神模糊。自以半夏曲钱许化服而神定。即觉左半不遂，坐则偏倚而不能坐久，左足指挛曲不能屈伸，筋挛颤动，左半身厥冷，头觉胀痛，肢体酸软，左足更弱。初六日回锡，诊脉弦大不敛，左部更甚，苔白。面红易怒，健忘，头晕，牙胀。风阳入络，中挟痰浊。素体血虚，故偏中在左。

明天麻　蒺藜　珍珠母　滁菊　茯苓神　首乌藤　白芍　香橼皮　竹茹　橘白络　川断　磁石　牡蛎

［**初七日诊**］ 脉仍弦洪。易嗔易惊，头胀，肢酸，左足蹁曳。拟清肝息风，润养理气。

白芍　首乌　桑寄生　丹参　茯神　贝齿　丹皮　黑山栀　青蛤散　滁菊　狗脊　秦艽　钩勾　陈香橼皮　僵蚕

［**初九日诊**］ 诸恙如前。下午畏寒，左半尤甚。王燕昌谓手足冷皆有闭塞，风痰痹络，转宜通宣。

归须　白芍　桑寄生　秦艽　青蛤散　滁菊　丹参　鸡血藤　石南藤　狗脊　丝瓜络　续断　陈香橼　半贝丸一钱

临卧服指迷茯苓丸二钱。

［**十三日诊**］ 天时渐暖，左手足略暖，足指觉痒。望日诊：脉弦大较敛，神情略和，余症同前，起居需人扶掖。拟滋肝养血，通络息风化痰法。

全当归　赤白芍　川芎　天麻　潼白蒺藜　抱木茯神　橘白络　水炒竹茹　桑寄生　秦艽　夜交藤　鸡血藤　续断　半贝丸一钱（先服）

指迷茯苓丸临卧服。

既望，可久坐，扶杖勉行数步。

［**十九日诊**］ 左脉较敛，右关尚大，肢酸无力。宗李冠仙法。

白芍　麦冬　半夏　橘络　茯苓神　竹茹　丝瓜络　桑寄生　杜仲　细生地　续断　党参

左半肢冷，因大活络丹温窜不宜，改用太乙神针，择宜避忌，按日针灸左首肩髃、曲池、手三里、环跳、风市、足三里、绝骨等穴。

［**廿一日诊**］ 交春分，头脑微痛，原方加杞子、天麻。

［**廿四日诊**］ 述知头痛止，向本手颤，坐则依左不能转侧，昨略可

以久坐，原方去生地，加独活。

［三十日诊］ 左半身冷已觉转暖，惟少寐，溲澄白，顿觉腰酸，脉弦又大。肾气不坚，肝木又僭，中有湿浊。滋潜肝肾中，略参流动化湿。

生地炭　山萸　山药　白芍　萆薢　续断　金狗脊　茯苓
杞子　北沙参　橘叶络　桑寄生　明天麻　西藏金风藤酒

［三月初四日诊］ 脉弦较敛。溲白已止，腰尚觉酸，暮分嘈杂，惟手足指强挛已宽，可循壁自行。仍宗李冠仙法出入。

生地炭　北沙参　白芍　麦冬　半夏　茯苓　橘叶络　竹茹　杞子
狗脊　续断　党参

五剂。

［初九日诊］ 略有便薄，少寐。去生地、麦冬，加采芸曲、白术、枣仁，十一剂。

［四月初一日诊］ 已策杖独步。肌肉仍宽，有时肉瞤唇颤。血虚风未熄，气虚挟脾弱，宜兼顾耳。

党参　白术　炙草　茯苓　当归　白芍　杞子　五加　枣仁
川怀牛膝　狗脊　续断　采芸曲　扁豆

［按语］ 周小农父亲十年前病患血痢，即上一则治案，而此次中风偏瘫，已年近七十。周氏药、灸并施，遣方用药之法，从清肝息风、化痰通络，至滋潜肝肾，依症逐步调整，艾灸则取太乙神针法。太乙神针是一种药灸方法，在明清至民国时期，广泛流传于民间。

治胃脘痛

案1 张女，年三十余，住上海四马路。守独身主义，茹素。因其嫂与其母争产涉讼，气忿，肝胃撑痛，甚则欲吐。甲子三月，请余至沪。时张女仅食粉糊一小盅，脉以痛甚不起，舌淡苔白。此肝气顺乘胃脘，宜为理气宣络，和肝苏胃。

茯苓五钱　制半夏三钱　白芍五钱　旋覆花三钱　新绛一钱　橘叶络各一钱
金铃子钱半　生香附二钱　婆罗子五钱　乌辣草一钱　木蝴蝶一钱　枸橘李一钱

老苏梗二钱　青葱管三茎

另：伽楠香一分　狗宝八厘　龙涎香一分　鸡内金一具　桂子二分　研末冲服。

服数剂，痛即减轻。继疏丸方，脘痛既减，食入作饱，迟食作嘈，火冲则呛。和胃运脾，清肺理气为法。

黄精　白术　益智　远志　金铃子　采芸曲　菟丝　鸡内金
归　芍　香附　木蝴蝶　甜杏仁　婆罗子　陈香橼　功劳子
青蛤散　麦芽　乌药

交粹华药厂机制提炼，米粉糊丸如赤豆大，晒。中晚餐后各服数分。即以健旺。

案2　袁培荣，甬人，颜料业。丙午春来诊：脘闷，鼻塞，便约。脉弦数，苔白。询知烦恼则易动肝，亦多思虑。

予四七气汤加郁金、川贝母、蛤壳、石菖蒲、麻仁、冬葵子等。

各症均减。余劝其勿烦恼以防动肝，勿思虑以碍脾运。为定丸方，服于饭后：

参　术　茯苓　益智　橘皮　扁豆　蒺藜　川贝母　香附　梅萼
合欢　预知　砂仁　石斛　胡麻　柏子　菖蒲

研玫瑰花打浆丸。

是畅脾疏肝之品也。

案3　袁敬之表弟，戊申，胃分作痛，按之有水声，而输运不健，纳食不旺。脉濡迟，苔薄白。决为中阳转旋略迟，水饮即停。

即疏益智、云苓、泽泻、苏噜子、丁香、蔻仁、乌药、范志曲、陈皮、苡仁、椒目等。

服有验，效方增损而痊。交冬，来商膏方。扶脾通阳，益气和血。

为潞党参、于术、云苓、黄精、扁豆、秫米、橘皮、霞天曲、益智、香附、九香虫、苏噜子、香橼皮、玫瑰花、当归、白芍、菟丝、杞子、料豆、金橘饼等，煎，饴糖收膏。

服之，胃病不甚发矣。

［按语］胃痛一症，受情绪、饮食、寒热等因素影响，容易反复。周氏治胃痛，以汤药取效之后，再制以丸药、膏方服用，此法不但可巩

固疗效，而且方便于服药。首案中的粹华药厂开办于1921年，为上海第一家中药厂，以机械制作中成药。

治咳嗽吐血

陈省三母，许君研农之叔岳。戊戌秋曾经咯血，止后咳则常恋，痰腥而浓。己亥三月九日，因气忿复吐血成碗，研农治以清瘀平肝而暂止。复发则愈甚，每至气升则嗽血并来，喉间轰热。十五日晚，手足曾微痉。十六日血吐愈多，心跃怕烦，掌中汗出，舌指并有震意。迨暮，许君邀往诊视。述知过翰起以为肺血，用鲜生地等；王君子柳知其为肝血，用玄精石、龙、牡、龟甲心等。余亦以为肝血。众不信，使以水验血之浮沉，则沉着于下。吐在脚炉之血凝积浓厚，赤而且多。症势危甚。脉弦急不敛，舌红苔少。

勉用淡秋石、醋炒当归炭、青蛤散、乳汁磨沉香、丹皮、玄精石、女贞子、旱莲草、盐水煅牡蛎等。

翌晨，许子来云：服药血未大吐，但痰中尚带血丝。

［复诊］脉较静，心跃、怕烦、手震皆减，嗽略少，尚有头晕火升。因谓之曰：血去甚多，复元甚难，首宜戒忿，复发难瘳。药宜滋潜为主。

阿胶　冬虫夏草　杞子　白芍　青铅　牛膝炭　麦冬　山药　女贞　旱莲　牡蛎　另八仙长寿丸（汤下）

有其戚陶君孝箴来诊，谓轰热是热势起伏，用川连、郁金、山栀、茅根等味，以血为肺胃所出者。省三以某方有效在前，未服其方。噫！血已验，症已轻，而犹持异议，足为寒心。

［三诊］血已全止，诸证均退。惟起坐头晕，口燥作麻，下午火升。予谓血与嗽皆肝火冲激而来，故药用镇潜而效。今仍宜镇潜养阴，以防复吐，前方增损。属延王君调理，予遄往申寓。闻延至翌年而殇。

［按语］此案为周氏24岁时之治案。病者咳嗽吐血量多，症情危急，无锡医家过翰起、王子柳提出不同诊治意见，一认为属于肺血，一认为肝血，周氏同意王氏意见，判断为肝火冲激所致，用沉香苦温降气，丹皮凉血活血，女贞子、旱莲草凉血滋阴，以及淡秋石、玄精石、煅牡

蛎等咸寒镇潜之药，见效颇速。一般来说，咳血、吐血常常容易误诊。病者曾有咯血伴咳痰腥臭，此次咳嗽出血就很容易被视为肺系疾病，而忽略了消化道出血的可能性。周氏作了一简单的检验法，即以水验血之浮沉，由此判断出血来源。这种诊断方法是否准确，或可商榷，不过依据发病原因来看，病者因气愤而发病，肝火上逆，血随气涌，确宜潜降之法治疗。明代医家缪希雍曾对阴虚吐血者提出治吐血三要（宜行血而不宜止血，宜补肝不宜伐肝，宜降气不宜降火），认为不宜专用黄连、山栀等苦寒药物治疗，提倡以芍药、麦冬、枸杞、山药等护养肝脾。周氏的治法用药与之颇有相似之处。

治吐血

张姓，沪南陶业。肝木素旺。丙午冬，以冬令滋补，服成药高古粉及艾罗治肺药水，渐觉胃中灼热，药仍不停，且喜西酒炙煿，习为常事。丁未正月廿五日天暄，仍披重裘，饮酒，食锅面，并入浴室洗浴，遂吐血盈口而来，自服三七、藕节等，不止。延诊，脉洪数右盛，苔黄。火升气逆，痒咳咽痛，面赤胸闷。是胃蕴热毒，复感温邪。疏方：

连翘　黄芩　生地　犀角　黑山栀　石斛　茜草　郁金　竹茹　花粉　旋覆　代赭　芦根　十灰丸

服后气平，血大减，火犹上升，耳间轰灼，面赤足冷，尚防涌溢。

［复诊］用：

黄芩　石斛　青蛤　百合　丹皮　黑山栀　蒲黄　玄精石　旱莲　元参　枇杷叶　芦根　十灰丸

痰血止，热从下泄，便灼溲赤，颧赤虽退，鼻灼，睛白时红，咽痒频咳，右关尺仍洪而数。

［三诊］用：

石斛　黄芩　象川贝　冬瓜子　竹茹　沙参　知母　玉泉散　女贞　旱莲　枇杷叶

各症循减。余迁居至北市，渠延同业江君。因其便泄，不知腑热未清，漫道清药之累，径用理中、四神、炮姜、吴萸，杂以温涩。如是者约半年，泄终不止。至戊申正月，火升灼热，舌绛光剥，喉赤如焚，大热连宵而卒，深可惜也。

［按语］病者“肝木素旺”，体质偏热，生活起居方式亦不恰当，以致“胃蕴热毒”，周氏以泄热之药获效。然而其他医家改换温中收涩之药，病者第二年“大热连宵而卒”。病者所服艾罗疗肺药，为丙午年（1906）黄楚九中法大药房新制保健药物，当时报纸大肆宣传，称其可治疗一切肺部疾病。

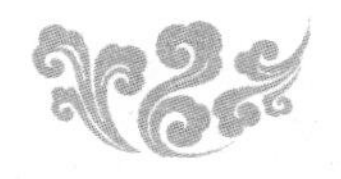

恽铁樵方案

治小儿发热

治痧疹

医家生平

恽铁樵（1879—1935），名树珏，江苏武进人。自幼孤苦，勤读书，习举业，涉猎医书，16岁中秀才，26岁考入上海南洋公学，攻读外语与文学，毕业后先后执教于长沙某校与上海浦东中学。教学之余，翻译并创作小说，颇有影响，随后被聘为商务印书馆编译员，主编《小说月报》。恽氏中年，二子一女皆染病伤寒，不治而殁。丧子之痛，使恽氏决意习医，钻研医术，曾拜伤寒名家汪莲石为师。其后，幼女又染伤寒，恽氏以麻黄汤证论治，一剂而起。由此开始为亲友诊治，医名渐起。1920年辞去印书馆职务，正式挂牌行医，以善治幼科疾病著称。曾有病家在《申报》上广告鸣谢，赞之曰"小儿有病莫心焦，请医当请恽铁樵"。在此时期，中西医学论争日趋激烈，恽氏著《群经见智录》《伤寒论研究》以阐释中医理论实质，倡导中西医学沟通。1925年恽氏创立铁樵函授中医学校，学员遍及全国各地。

恽铁樵《铁樵函授中医学校讲义》中，有《药盦医案》讲义七卷，约刊于1928年。卷一、卷二为恽氏追述早年治案，共8则。卷三至卷七为根据近年所留方案底稿而整理的实录方案，详细记载患者症状及处方用药。

20世纪30年代，学生章巨膺在医案讲义基础上，增选、整理恽氏医案，分门别类，编成《药盦医案全集》（图21）与《临证笔记》两书，收入《药盦医学丛书》刊行。

《药盦医案全集》八卷，分伤寒、温病、风病、杂病、虚损、时病、妇女、小儿八门实录方案，记录患者、就诊日期、症状、舌脉、辨症分

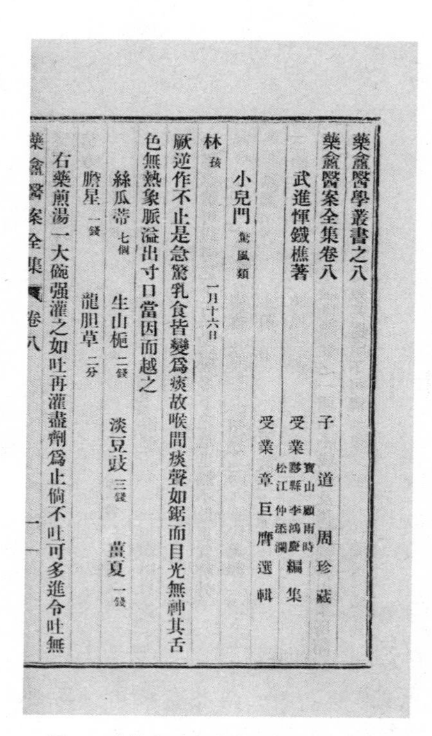

藥盦醫學叢書之八

藥盦醫案全集卷八　子道周珍藏

武進惲鐵樵著　受業寶山顧雨時　鄞縣李鴻慶　松江仲添瀾編集

受業章巨膺選輯

小兒門　驚風類

林孩　一月十六日

厥逆作不止是急驚乳食皆變爲痰故喉間痰聲如鋸而目光無神其舌色無熱象脈溢出寸口當因而越之

絲瓜蒂七個　生山梔二錢　淡豆豉三錢　薑夏一錢

膽星一錢　龍胆草二分

右藥煎湯一大碗强灌之如吐再灌盡劑爲止倘不吐可多進令吐無

藥盦醫案全集卷八　一

图21 《药盦医案全集》1936年刊本

析、治法、用药用量、医嘱、复诊等。卷首置有“旧著鳞爪”一篇，系《药盦医案》讲义卷一、卷二内容。

《临证笔记》为恽氏追忆早年治案而写成的笔记体医案，涉及伤寒、温热、食积、流产、咳嗽以及误治、坏病等，共15篇，其中前8篇为《药盦医案》讲义卷一、卷二中的治案。每篇治案或详细分析治病经过，或比较病例，总结临床心得，探讨中、西医学理论。

恽铁樵治案还可见于《临证演讲录》《伤寒论研究》等其他著作。此外，民国报刊曾刊登少量恽氏方案，如《如皋医学报五周汇选》（1930）刊登了恽氏治疗童诗闻母亲的方案。

方案举隅

治小儿发热

案1　小女慧男，今九龄矣，读书绝聪慧。当初生六个月时，病发热，热壮无汗，气喘。延友人诊之，予以清水豆卷，一剂依然，两剂依然，延六日，热壮气喘，暵热无汗，而药方总不变。乃改延陆菊轩先生，陆谓此伤寒也，热甚高，须用冰，大约须三礼拜，但此为婴儿，质小病重，愈否尤难必。内人闻用冰，大惧，期期不可，陆辞去。

余思此必《伤寒论》之太阳证，当用麻黄。但陆为西医，西国伤寒，是否即中国伤寒，当时未涉猎西籍，无从得知。然无汗而喘，为太阳不解，已可断言。《伤寒论》麻黄汤条云：头痛，身疼，骨节疼痛，腰痛。凡此皆病者自觉证，今病者为婴儿，自无从知。唯热壮无汗，阳郁，桂枝决不可用，乃用葛根芩连汤，加麻黄七分。方从傍晚定，踌躇至午夜始予服，服后仍无汗。天明喘略减，热亦略减。八钟许，复予前方一剂。日午，微有汗意，热退神清索乳矣。更延陆君视之，渠颇以为诧，言病已愈矣。此为余第一次治伤寒。

［按语］恽铁樵二儿一女均病伤寒而殁，丧子之痛，使恽氏决意学医，拜伤寒名家汪莲石为师。时隔不久，幼女慧男又染伤寒，恽氏聘请了中医、西医，都无法获得肯定的疗效。虽然西医诊断为伤寒，但是恽氏并不能确认是中国传统医学中的“伤寒”，只能根据高热无汗而喘的症状去辨别，依《伤寒论》用麻黄汤，一剂而起，效果显著，连所聘西医都为之惊讶。这样的经历，使恽氏医名渐起，由此而辞去印书馆职务，正式挂牌行医。

案2 是年九月，家四太爷延诊其第六子，病孩为六个月婴儿，壮热，脉数，无汗，不啼、不乳两日夜，气促鼻扇，目光无神。病家恐出痧子，以纸捻蘸油燃，烛其面部。余以纸捻向东西移，其目珠乃不随光转动，试以电灯亦然。

视其前方，不过豆豉、枳壳。初起发热至是，凡六日，第四日陡增重，则因是日曾服金鼠矢半粒，药后下青色粪，遂不啼、不乳。初服金鼠矢，热势略杀，是日复壮热，始惊惶。余有两儿一女，皆因发热时医予以香药而殇者，而此孩才六个月，且气促鼻扇，目不能瞬，计已无望，因不敢处方。家四太爷固强之，仍逐层推敲。

久之，忽有所悟，因用生麻黄四分、葛根一钱、黄芩八分、炙甘草六分，仅四味，嘱尽剂。翌日复诊，诸恙悉瘥，目能动，啼且乳，微汗出，热且退矣。原方去麻黄加枳实、竹茹，霍然而愈。

此病之机括，全在初服金鼠矢，热略减，既而热复壮，须知初时之热减非热退，乃热陷也。金鼠矢一名万应锭，为秘方，在北京甚有名，亦回春丹之类，仅服米粒，大便能奏效。使病孩下青色粪及痰，可知药中必有甚猛烈之品，如甘遂、牵牛之类。热陷为误下太阳，误下则为结胸，胸结则体温集表者反而内攻，而表热乃不壮。药中麝香奇重，麝本能开闭，热既内攻，麝乃不达表而窜里。麝能蚀脑，既不达表而窜里，斯无有不引热入脑者。引热入脑，则热之在表者反低而脉反迟，脑脊髓炎之险证见矣。故儿科用香药于热病即多不救，不必见险证败象而后知之。吾初见病孩，目光不随烛光转移，以为热已入脑，六个月婴儿热既入脑，法在不救，故不敢用药。继思热既复壮，是仍有外出之机，因势利导，当仍可达之，使从外解。其目不能瞬，确是胃气为药力所抑，胃神经起变化影响后脑，间接及于目珠之滑车神经。若后脑发热，即成一往不返之局。今表热既复壮，生机自在，所谓忽有所悟者，此也。

案3 陶希泉姻丈之第三女公子，今九龄矣。当其初生才四个月时，病伤寒。初延余诊，见其发热，呕乳，与以荆、防、二陈，热不解。第二日余往外埠诊病，遂延某君，亦陶宅向来延诊之熟人，药后仍无出入。第三日壮热，不啼不乳。第四日复然。

余归，陶宅已两次急足来探询。急往，则某君方为之针十指，云是肺闭，其法如《刺疟篇》刺十指螺门，每刺令出血，以纸拭之，纸方尺，拭血斑斓满之，而小孩不啼，某君谓是闭证。希丈之夫人，余族祖姑也，儿时又曾从余受业，以此因缘两家往来颇频。祖姑问余何如，余曰：此病不可服香药。又问如何是香药，余曰：如太乙紫雪、万应回春各丹，凡有麝香者皆是。某君闻余言，似不谓然，默默辞去。祖姑殊惶急不知所可，余坦然曰：此病吾能愈之。希丈曰：如此甚佳，请阁下下榻此间，不但医药惟命，且借重看护，何如？余亟首肯其语曰：良佳。苟非余躬自看护，则不能操必愈之券。乃为处方，第一剂用麻黄三分、黄芩六分、杏仁二钱、枳实八分、炙草四分，药一次尽服。

时为黄昏八钟，越两钟视之，不得汗。十钟时，继进一剂。更越两钟视之，仍不得汗，不啼不乳亦不寐，形神颇躁扰。加麻黄为四分、黄芩八分、杏仁三钱，更予服，仍一次尽剂。越两钟视之，仍不得汗，诸恙如故，躁扰之外亦别无败象。

余思仲景总不欺人，所以不汗者，必此病人不当服麻黄汤。然麻黄汤为大方，婴儿仅四个月，倘施之不当，安有不变者？况壮热无汗，不用麻黄解表，将更用何药乎？已而忽悟洁古谓葛根是阳明药。《经》云：伤寒三日，阳明，脉大。盖热壮而脉不大，惟痉病为然，若伤寒则脉无不大者。王朴壮于"阳明脉大"之下注云：此义未详，鄙意则以为此节经文当于阳明字断句，若曰伤寒三日，若已传阳明者，其脉则大。换言之，即伤寒二日，若脉大者即可定其为已传阳明。夫但恶热不恶寒，脉缓而汗出者，尽人可知其为阳明也。若已传阳明而仍无汗，又值不能言自觉症之婴儿，则将于何辨之。故经文又出"三日脉大"四字，以教人识证之法。今病已第四五日之交，而热壮无汗，此非用麻黄汤之候，乃用葛根汤之候也。沉思至此，瞿然而起曰：愈矣。即于前方加葛根一钱半再予之，尽剂。

药后可半钟许，颜额、两手、胸背、足部均蒸蒸得微汗，向之躁扰者至此遽静，热亦渐杀，至黎明竟沉沉睡去。候其颜额，热渐退矣。余乃就榻假寐，至八点钟起，早膳毕，视婴儿仍酣寐，诫乳妈弗无故醒之，听其尽量酣睡。余则出而应诊，至下午四钟始毕事，复赴陶宅，则病孩仍未醒。余甚以为奇，亟趋视之，才揭帐帏，嗷然啼矣。乳妈喂以乳，儿饥甚，大口咽有声，乃嘱勿多予。嗣后仍有小潮热，更三日出痧疹，得大便，然后霍然而愈。

当时某君闻余言不可服香药默默辞去，其意盖以为如此闭证，不用紫雪、至宝等丹开之，更无治法，此非余之浅测，时下儿科手笔大都如此。岂知苟予香药必然不救，余之儿女以类此之病经时医投辛凉轻剂失表于前，复用玉枢、紫雪误开于后，以致夭折者两人。近十余年来，见类此之病误用香药致不可救药者更指不胜屈。假使余不辨，函授不著医案，此中曲折何能公布于天下后世。此事而不能公布于天下后世，余总觉如骨鲠在喉，不吐不快。

［按语］恽氏三个子女都死于伤寒，他认为是误用辛凉解表剂，以及紫雪、玉枢、至宝丹等含有麝香的芳香开窍药所致，因此在治疗小女儿慧男，以及亲戚家两名婴儿发热之疾时，力避此类药物，而以麻黄、葛根、黄芩等治疗，均获愈。此三例患儿年龄分别仅为6个月、6个月、4个月。第一案治愈女儿发热，使恽氏获得医名，并由此转入医业。第

二、第三案均为恽氏早年初涉医业之时的治案，记载于《药盦医案》讲义卷一。

案4 余最初为人诊病，为家七太爷眉卿之第五子。七太爷住北城都路贞吉里，其五少爷当时生才十四个月，壮热，不啼，不乳，亦无涕泪、便溺，延医诊视，予以普通应酬，方之豆豉、豆卷等，服后无效，神色则愈昏迷，亘两日夜，了无变动，乃惶急无措，专足至商务编译所延诊。七太爷所以急而招我者，因闻小女慧男生才七个月患伤寒，中西医均束手，而吾以麻黄汤自疗之也。

余视其病证，脉数，肢温，热盛壮，微有汗意，舌苔不绛不糙，唇亦不干，惟目光无神，目珠微向上，按其腹部不硬，按胸部则眉蹙。其时为七月，余思时虽盛暑，却与暑湿无关，是食停上膈证。《经》云："在上者，因而越之"，是可吐也。因为书瓜蒂散：生豆豉三钱，生山栀三钱，甜瓜蒂五个。因方中无贵药，嘱其仆即近处小药店中购之。既而购药者归，谓无甜瓜蒂，仅有南瓜蒂。余思南瓜蒂甚大，五个殊太多，乃改用两枚，并谓病家药后如不吐，可以鸡羽探喉。

归后殊不放心，翌晨自往探视，云药后吐泻并作，已能啼矣。亟往视之，才入室，见病儿目灼灼向余审视。余喜曰：愈矣。视其所下，皆黄粪，成块者甚多甚多。

此证停积虽多，舌无黄苔，用表药既非其治，用攻药亦不能一药而愈，以承气证未具也。当时用瓜蒂散，只欲其吐，不虞其泻。嗣后乃知，此儿以食物太多，上中下三焦皆满，腑气不通，故不啼不乳。矢未燥，故腹部不拒按。栀、豉有升降作用，故吐泻并作。抑栀、豉之力不是去积？其所以能升降，全赖瓜蒂上口开、下口亦开也。然则因食停上膈而用吐，可谓知其一未知其二，此病用此方可谓是幸中，而此方与此病为此丝丝入扣，实非余当时能力所及，乃由事后反复思索而悟得者，实不可谓非幸中。

嗣是，此五少爷者竟不复病，直至八岁时始以小感冒延诊一次，今十二龄矣。此可见仲景方之高绝，非其他方药所可几及。余每用伤寒大方愈病，其人必亘七八年始以小病就诊者甚多，不仅此一症为然也。

［按语］ 此案为恽铁樵最初为他人诊治疾病之治案。患儿一岁两个月，因食积而发热，恽氏以瓜蒂催吐，豆豉、山栀清热通腑，上下宣通，患儿得吐泻而愈。治后恽氏进行自我分析，认为“此病用此方可谓是幸中”，他在处方之时并没有想到自己所用药物能与此病如此相符，以致获得一剂而愈的疗效。这次治疗的效果，不仅帮助恽氏树立起了口碑，也使之对张仲景《伤寒论》颇为笃信。

治痧疹

案1 慧协十五岁，读书甚慧，颇贪凉，常少着衣，偶有不适，发热必兼见喉痛，喉头有白点，予以疏解药辄愈，甚且不服药亦愈，已习以为常，不复为意。今年四月初复病，道是发热喉痛，以为仍是寻常感冒。早起发病，余门诊既毕，下午始诊之。面色不甚华，唇不红，手冷而脉乱，呼吸甚粗，肤红。诊脉之顷，手指所压处色白，须臾复红，此麻疹证据也。其舌质红绛，舌面干，苔厚，舌尖皮紧，此为内热有积，石膏证也。麻疹不足虑，面色不华，已不啻明白告人是猩红热，益以脉乱，则其病势之郑重，非寻常发热可同日语。所居为亭子间，不合于调护，乃移置楼下厢房中。

先予以麻杏石甘汤，计生麻黄四分，加葛根钱半，不应；喉益痛，原方继进，改用炙麻黄三分，复不应；黄昏仍原方继进，用生麻黄三分，加板蓝根、牛蒡、姜蚕，用芫荽外熨。令女儿慧庄、慧妹看护，两人皆彻夜不寐，频熨之。面部总不甚红，仍无汗，且有谵语。翌晨，更进生麻黄四分，得小汗，迷睡壮热，乃专事外熨，遍身肤色皆绯红，面部总不甚透澈。余认为药力与病相持。入夜仍有谵语，继进葛根、葱白、石膏，加胆草一分，是夜仍彻夜熨之。第三日早起面部痧子透出，胸脘、臂部渐回，喉痛亦大减，下午热退。第四日霍然而愈。犹吃素五日，摄养二十日，然后读书，计病剧时两日夜，用芫荽菜至值两元之多，亦创闻也。

［按语］ 患儿慧协为恽氏女儿。发热喉痛，舌红肤红，恽氏判断为麻疹、猩红热之类的发疹性传染病，治疗上以清热透疹为主。芫荽俗称

"香菜",日常生活中食药兼可,具有发散透疹的作用,民间多用于麻疹、猩红热的治疗,既可内服,也可用于外敷或洗浴。

案2 龙官两岁,时尚未断乳,时在春杪,初起发热呕乳,可半日许,见肤红、喉哑、抽搐、剧咳而气急,是实惊风、麻疹与急性肺炎并发者。亟予以麻、杏、石、甘、葛根、胆草,佐以杏仁、象贝、苏子。药后无甚出入。半日后继进一剂,加半夏、川连。又半日许,呕似乎略瘥,得微汗,咳较剧,仍喘而音哑,以芫荽熨之,惊不止;与安脑丸,呕止,神气略清而泄泻,乃予犀角,药中胆草二分,犀角亦二分。病之第二日,遍身红点皆透,独面部甚少,惊不止,胆草加一分,即时呼大便,坐溺器上许久乃无所下,知甘降太甚,则气欲下脱也。于是去胆草,专恃犀角与安脑丸治惊,因其虚加归身、细生地、麦冬、知母。第三日早起视之,病尚相持,颇迷睡,以为无事也,亦竟未予药。乃下午出诊归,女佣逆而告我龙官病不佳,及登楼则内人方啜泣。余大惊。视小孩挺卧如僵,面色、呼吸尚非死征,候其脉亦非死脉,惟昏不知人,不啼不能吮乳,抱之起,似醒,仍不啼。余心神已略定,见其口角有白沫,此实肺燥之故。适有人赠新会橙,亟剖一枚饲之,颇能咽,徐予之,尽一枚而目启,再予一枚神气大佳,于是恣予之,竟不服药。一夜尽十二枚,而病霍然愈。余持准提斋,即尔日所许愿也。

[按语] 龙官为恽氏之孙,病势危急,恽氏先后用麻杏石甘汤及清热定惊之犀角、芳香开窍之安脑丸治疗,药后邪去阴伤,气随阴耗,故似昏似醒,不啼不能吮乳。为防药性再折伤气阴,恽铁樵决定停服中药,予食橙子以养阴液。患儿食用后精神略振,食用十二枚后病霍然而愈。橙子中含有丰富的维生素C和果糖、果酸,是人体生命活动必需的基本物质之一,也是病后机体功能恢复不可缺少的营养物质,恽铁樵运用果蔬食疗来对患儿进行热病善后,有利于机体恢复。更有趣的是,恽铁樵为祈求患儿早日康复,在治疗同时更许愿,孙子病若能愈,自己愿吃长素。于是他在孙子大病痊愈后,如愿持准提斋(即十斋日)。

案3 童孩。

一月二十三日：咳不出，气急鼻扇。肺气将闭，闭则惊，开之则出痧疹，以能出为佳，否则险。

炙麻黄三分 葛根一钱五分 桑叶三钱 橘红一钱五分 杏仁三钱 象贝三钱 炒建曲一钱 炒扁衣三钱

［二诊］ 一月二十四日：咳甚剧，热旬日不退，微有汗，气急鼻扇不见轻减。此恐出痧子，宜避风吃素。

葛根一钱五分 橘红一钱五分 杏仁三钱 枳实八分 法夏一钱五分 柴胡八分 象贝三钱 桑叶三钱 竹茹一钱五分 茅根三钱（去心）

［三诊］ 一月二十四日：咳嗽发热兼见，气急，恐其咳剧成急性肺病，亦宜防出痧子。

葛根一钱五分 象贝三钱 橘红一钱五分 赤、猪苓各三钱 黄芩八分 杏仁三钱 桑叶三钱 方通八分

［四诊］ 一月二十六日：现在咳嗽本极难治，因气候关系，常变急性重大肺病，幸此孩是受热停食。恐出痧疹，须谨慎调护，少予食物。

黄芩八分 炒荆、防各七分 杏仁三钱 橘红一钱五分 楂炭三钱 薄荷一钱（后下） 象贝三钱 枳实八分 梨皮一个

［五诊］ 一月二十七日：痧子出不透，热入营分，唇殷红，舌花剥，便溏，气急，啼无声，重险之候。

薄荷一钱 葛根一钱五分 象贝三钱 橘红一钱五分 炙草六分 炒牛蒡三钱 淡芩八分 桑叶三钱 归身三钱 无价散一分（冲）

［六诊］ 一月二十八日：痧点虽透，唇殷舌光，神色昏蒙，仍有危险。

葛根一钱五分 薄荷一钱（后下） 川连三分 象贝三钱 桑叶三钱 炒牛蒡三钱（研） 茅根五钱（去心） 连翘三钱 淡芩八分 橘红一钱五分 杏仁三钱 炙苏子二钱 荆芥六分（炒） 竹叶十五片

［七诊］ 一月二十九日：色脉颇好，神气亦佳，微形寒。是余邪未净，仍宜茹素。

羌活四分 葛根一钱五分 杏仁三钱 淡芩六分 炒荆、防各六分 象贝三钱

炙草六分　茅根三钱（去心）

［按语］本案记录了患儿自首诊咳嗽气急，至第五诊皮疹发出，第七诊病情转危为安的整个过程，这是《药盦医案全集》“小儿门·痧疹类”中一则较为完整的实录方案。此案与上述几则治案相比，恽氏治疗自己的孩子与别家的孩子，用药明显不同，心态也有所变化。恽氏治疗自己及亲友的孩子时，由于关系亲密，对孩子与家属情况十分熟悉，还可以紧密观察，用药上就显然大胆果断。在治女儿慧协痧疹一案中，先用麻杏石甘汤，第一次用药未见效果，仍然坚持原方，还是不应，则三进原方，且加入清热的板蓝根等，至第二天，更用生麻黄四分，入夜以后加入清热力更强的龙胆草，至第四日即病愈。而面对不太熟悉的患儿与家属时，恽氏用药就十分谨慎，略显迟疑。本案首诊以麻黄、葛根宣肺透疹，二诊以后却再没有用麻黄，所用药物的宣透清热药力较弱。

恽氏治疗小儿温热病时，颇为注意饮食调理，提倡吃素、少食，注意保护患儿的消化功能，固护胃阴胃气。

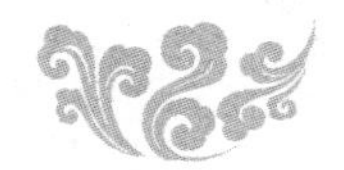

张伯熙方案

治痢疾

治疡疽

医家生平

张伯熙（1880—1949），字祖泳，一字明达，江苏武进蓉湖世医。1919年迁居上海，设诊云南路安康里，治内外妇幼喉眼等科，与谢利恒、恽铁樵、丁甘仁并称武进旅沪“医林四杰”。曾任神州医药总会评议员、执行委员，全国医药总联合会学术委员，上海中医专科学校副校长等职。其子张赞臣继承父业，并考入上海中医专门学校。1926年张氏父子创办《医界春秋》杂志，以“发扬中国医药的真理，介绍泰西医药新知，融汇中西医药学说，促进世界医学的成功”。

张伯熙著《孝友堂医案》，发表于《神州医药学报》与《医界春秋》杂志（图22、图23）。遗《蓉湖张氏医案》十卷于后人。

方案举隅

治痢疾

案1　周，女。暑湿夹积交阻，肠胃腑气不和，腹痛滞下红白，白多红少，胸闷泛呕，胃呆厌食，脉迟细，舌苔微白。姑拟导滞和中。

老苏梗二钱　防风根钱半　煨木香八分　温六散五钱（包）　旋覆花钱半　煨葛根钱半　炒白芍三钱　制半夏钱半　广藿香三钱　甜广皮钱半　炒枳壳钱半

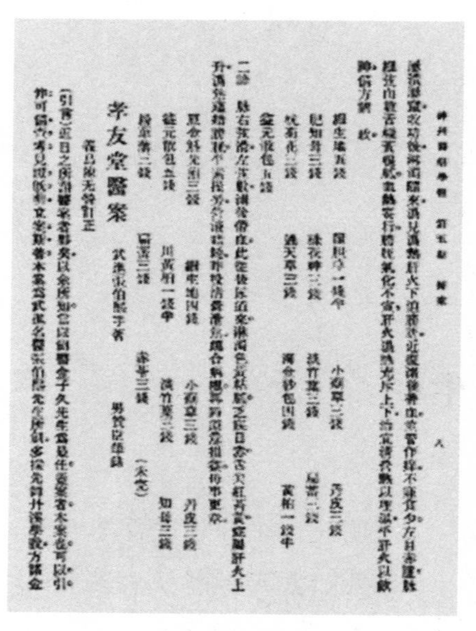

孝友堂醫案

图 22 《神州医药学报》1924 年第 2 卷第 5 期中的《孝友堂医案》

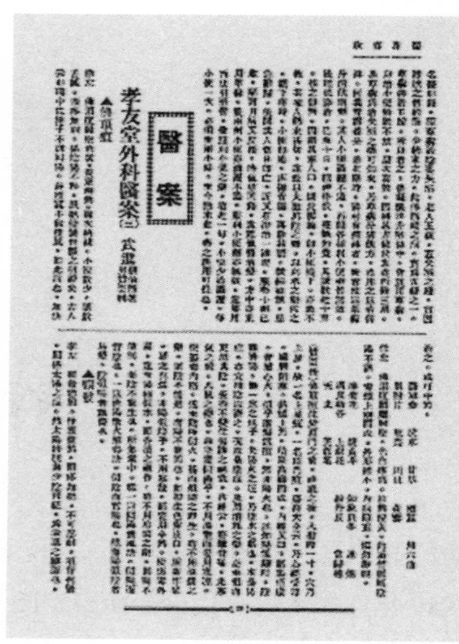

醫案

孝友堂外科醫案

图 23 《医界春秋》1929 年第 39 期中的《孝友堂外科医案》

［二诊］ 下痢红白、泛呕均止，惟经水适来，已及三天，腹痛胸闷，胃呆厌食，痰浊常泛，脉濡细，舌苔浊腻，乃余湿未清，营卫之气不和。再拟和营理气，健脾化湿。

软柴胡八分　京赤芍二钱　杜红花八分　陈广皮钱半　紫丹参二钱　法半夏二钱　制香附钱半　老苏梗三钱　荆芥穗钱半

案 2　孔，男。噤口血痢，已延月余，少腹微痛，后重不爽，腰痛足酸，谷纳若废，气少微嗽，脉数舌黄，湿热黏滞气机而然也。

川黄柏钱半　赤猪苓各三钱　银花炭三钱　左秦艽钱半　陈佩兰二钱　丹皮炭三钱　广藿梗二钱　香连丸八分（吞）　飞滑石五钱　红曲钱半（同研）　侧柏叶一两　藕节三个

［二诊］ 前方服三剂，颇觉平稳，黄苔亦化，余证略松，秋冬肃杀将届，宜略加升提法，冀其邪透正安。

菟丝饼三钱　红神曲各三钱　防风根钱半　煨厚杜仲三钱　谷麦芽各三钱　荆芥炭三钱　丹皮炭三钱　京菖蒲钱半

［三诊］ 血痢已止，湿热未除，遍体骤发斑瘰，腹痛如刺，拟苦寒

淡渗。

细川连四分　西赤芍三钱　郁金二钱　酒炒芩钱半　块滑石五钱　佩兰叶三钱　川黄柏钱半　杏苡仁各三钱　青蒿叶三钱　福泽泻三钱　薄荷叶钱半

［四诊］ 诸证悉平，谷纳知饥，拟悦脾化湿。

白扁豆三钱　淮山药三钱　杏苡仁各三钱　福泽泻三钱　猪赤苓各三钱　川黄芪钱半　炙鸡金二钱　炒白术钱半　绿豆衣二钱

案3　许，男。先疟后痢，脾病及肾，五更便泄，下痢红腻，过劳益甚，腹中微痛，肢冷背寒，脉虚弦，苔白腻。久延有肾泄之患，扶土佐以温升，宗虚者补之，陷者举之大义。

鹿角霜三钱　补骨脂三钱　炙绵芪三钱　菟丝子三钱　煨木香八分　炙升麻一钱　炒淮药三钱　焦白术钱半　炮干姜一钱　大白芍钱半　桂心四分（炒）　炒潞党三钱

［二诊］ 投温升脾肾，扶火升土，赤痢稍减，腹痛后重亦稀，惟脉来迟细，舌苔白腻，肢冷畏寒，面白无华，形神困乏，盖痢久脾肾阳衰，督脉空虚。再予温升固摄，静养益调，方许获效。

大熟地八钱　制附片八分　二泉胶三钱　蒲黄三钱（同炒）　潞党参三钱　焦白术钱半　炙绵芪三钱　樱粟壳三钱　大白芍三钱　桂心四分（煎炒）　炙升麻一钱　煨木香一钱　补骨脂三钱　炮干姜一钱　鹿角霜二钱　归身炭三钱　煅牡蛎八钱　西砂仁一钱　龙眼肉七粒

［三诊］ 迭进温升脾肾，赤痢大减，腹痛后重悉愈，纳谷加增向吉，惟阳维气弱，表虚失于外固，营卫两亏，寒热夜发，或作或止，脉虚形怯。兼与扶阳益阴，温养奇督。

鹿角霜三钱　炒潞党三钱　炮干姜一钱　仙灵脾三钱　潼沙苑三钱　土炒於术二钱　补骨脂三钱　樱粟壳三钱　归身炭三钱　炙绵芪三钱　菟丝子三钱（炒）　炙升麻一钱　大熟地一两　附片八分　煨木香一钱　石莲子三钱　大白芍三钱　桂心五分（同炒）

［按语］ 张氏治疗痢疾经验丰富，多愈重症。民国时期，他治疗泻痢重症的医案曾在《申报》上刊登。中医“痢疾”一症，以痢下赤白脓血，腹痛，里急后重等主要症状为判断依据，一般溃疡性肠炎、出血性肠炎，以及细菌性痢疾、寄生虫病等都可能出现此症状。以上三则医案

同为中医痢疾，张氏处方用药却各不相同。案1为暑湿夹积，下痢白多红少，伴有呕恶厌食等症状，用苏梗、防风、木香等导滞和中。案2为湿热气滞，血痢月余，用黄柏、银花、滑石、猪苓、侧柏叶等清热利湿止血。案3为脾肾亏虚，下痢红多白少，肢冷背寒，五更便泄，用熟地、附子、补骨脂、黄芪、鹿角霜等温补举陷。这体现了中医同病异治的辨治思想。

治疡疽

案1 孔。玉顶疽，督脉所主也。头糜根坚，滋水淋漓，疼痛发热，头晕目花，口苦欲饮，系阳亢热极，气不得散，血凝瘀滞，结聚巅顶为患。顶者，三阳经脉会集之所，蕴毒深厚，难以化腐成脓，冀其脓泄则吉。

生黄芪　生地黄　当归　肥知母　嫩笋尖　天花粉　川芎　甘草　黄芩　荆防风　皂角刺　连翘　菊花

［二诊］ 玉顶疽，疮头起发，脓泄稠黏，疼痛发热、头晕目花、口苦均减，脉来洪数有力，证脉相符，疡情转机，不致毒陷，仍宗原议进取。

潞党参　金银花　川芎　白芷片　炙天虫　白芍　连翘　茯苓　生黄芪　皂角针　甘草

［三诊］ 玉顶疽，脓泄稠黏，根盘渐缩，疼痛亦退，胃纳加增，谅可图功。

水炙绵芪　生地黄　银花　潞党参　焦谷芽　花粉　白芍　杞子　全当归　川石斛　茯苓　甘草

赞臣按：百会疽，俗名玉顶疽，《金鉴外科》又云玉顶发。言玉顶者，因其生于巅顶也；言百会者，因其生于百会穴也。在前顶后一寸五分，顶中央旋毛中。盖是症有冲突限下、易治难治之分，何也？因督脉起下贯脊行上，毒气乘之，反能冲突高肿，使邪毒不至下流低陷，乃为外发，故多易治。膀胱之脉，起于额，贯巅顶两旁，顺流项后而下，故疡多平塌易陷，因太阳膀胱司寒水，其质多沉堕冷，寒主凝塞，故为陷下，而难发难治。

案2 俞，男。透脑疽，坚硬疼痛，根脚散漫，色不红活，脉来迟涩，舌腻不渴，疡属气血两虚而来，幸脉象早见于此，尚可谋为补托。若此脉症，见于溃后，则为束手。勉拟温理解散为治。

炙甲片　当归穗　潞党参　甘草　生黄芪　白芍　制附子　制乳香　台白术　细川芎

［复诊］透脑疽，前进温理解散等法，疼痛坚硬均减，根脚散漫亦缩，脉象和而有力。再与温补养营，可望痊散。

潞党参　炙甲片　甘杞子　川抚芎　生草节　生绵芪　云茯苓　当归　新会皮

案3 侵脑疽，高突脓泄，红肿疼痛，身热口渴，犹为顺候，拟排脓化毒。

生黄芪　忍冬花　生甘草　建连翘　杭菊花　生白芍　云茯苓　花粉片　全当归

［复诊］疽脓清洁，根脚收缩已软，脉象平协，收功有日矣。

当归身　潞党参　生绵芪　粉甘草　云茯苓　建连翘　南花粉　生白芍　忍冬花　紫丹参

赞臣按：透脑疽，生于百会穴之前，囟门之际，由七情久郁，膏粱厚味，蕴热而成。如色红肿痛，顶尖脓稠者，属实而易疗，乃阳症而非阴症也。倘坚硬漫肿木痛，色紫而黑黯无光，神情闷乱，不知人事者，属虚而难治，乃阴症而非阳症也。侵脑疽，生于透脑疽右侧下五处穴，一名五处疽。首者，三阳五会之处，故又谓之五处疽。其属足太阳寒水之经，督脉之路也。若肾经不足，则内涸而无精以养，乃化为火毒，此无阴水以制阴火也。脑既无阴，加以髓海煎熬，其精愈竭，难为力矣。故往往有变更形容，声音失嘶，烦躁口干，随饮随渴，甚至脑骨俱腐，片片脱下而死也。由此观之，可知透脑属阳者多而阴者少，侵脑属阴者多而阳者少矣。

［按语］以上诸案均录自《医界春秋》中的《孝友堂外科医案》，为张伯熙以内治法治疗头面部疡疽之方案。中医外科根据头面部的痈疽发生的部位分为玉顶疽、透脑疽、侵脑疽、佛顶疽、额发、左额疽等几种，

由于头面部血管、窍窦丰富，一有感染，炎症传播迅速。且大脑属人体重要神明之官，因此头面痈疽属外科危急之证。在诊治时更需仔细辨别痈疽色泽形态，以区分阴阳虚实寒热，从而选用相应的补托、化毒、散结等治法，方能化险为夷。

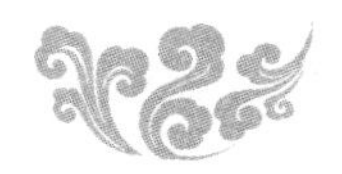

曹惕寅方案

医家生平

曹惕寅（1881—1969），名岳峻，为高僧印光法师皈依弟子，法名契敬。祖籍安徽歙县，迁居吴郡（今江苏苏州）。世业医，高祖曹炯从事外科，祖父辈曹云洲、承洲则兼通内、外科，伯父曹沧洲曾为光绪帝诊病而成为御医，精于内科兼擅外疡。父亲由儒而仕，曾任翰林院编修等职。曹氏少时随父北上京师，入新办大学，学习法律，修习英、德语。因自幼患宿疾，在京遍访良医，未能治愈，南归后立志从医，得伯父沧洲、兄南笙之传授。1922年悬壶上海，设诊爱文义路温州路“翠竹山房”，不正式挂牌，只对由熟人介绍的求治者应诊，优待贫病，为苏州同乡义务诊疗。1927年曹氏将多年临诊方案汇录刊印，为《翠竹山房诊暇录稿》（图24）二卷。20世纪50～60年代，于学术期刊发表《中医药治疗膏淋病案4则》《通肺气以治肝、通浊滞以治胃》等多篇临床经验，晚年任上海市中医文献馆馆员。

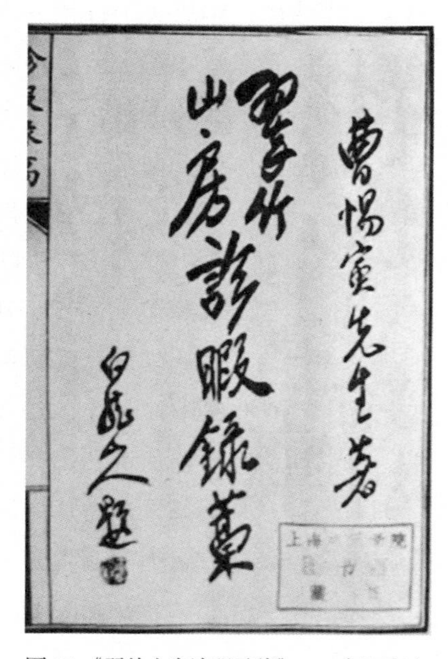

图24 《翠竹山房诊暇录稿》1927年石印本

《翠竹山房诊暇录稿》载案七十余则，涉及内、外、妇、儿科多种疾病，多为回忆性叙述所治验案，或附有曹惕寅临证心得。此书由画家冯超然、白龙山人王震为之题署，江苏巡抚程德全、学者杜定友、伯父曹沧洲作序。

方案举隅

治湿温

谢君蓉生者，业丝商，形体丰腴，食量又宏，胃强脾弱，中气又虚，遂酿成多痰多湿之躯。癸亥夏，患湿温症。初则体倦作恶，脘宇满闷，医者以镇胃养阴法治之，恶转甚，反致伤络失血。复投以平肝益阴凉剂，而病益剧。乃延西医注射，血溢仍如故，神志昏蒙。历七日夜，由史馨生、陈明善两先生绍介往诊。至则群医毕集，咸谓肝升过甚，失血体乏，其势危殆，不可援手。余按其脉沉郁不畅，其舌滑白厚腻，有叹息呼号声，便闭多日，小溲极少，彻夜烦闷，辗转不宁。盖温邪积伏，痰浊郁结，湿滞痹阻，中气失于宣达，清阳为之抑遏。此病之几百变端，种种险象，尽因于欲通不得，欲达不能。作恶者，欲上泄于胃也。欲恶而不得因势利导，故其恶益甚，甚则伤络迫血外出。既非血热妄行，又非阴虚火炎，宜其服前药而病愈剧也！乃备方以希万一：姜汁、玉枢丹、姜川朴、牛蒡子、蔻仁、杏仁、苡仁、枳壳、郁金、干菖蒲、槟榔尖、莱菔子、赤苓、泽泻、鲜佛手。佥以辛烈过甚，势难照服。幸史、陈两君古道热肠，谓余非操切者可比，确著声望，经验有素，急令速撮服之。翌晨急邀往诊，谓病转剧。及余偕往，一一诊察，嘱其万勿疑虑。能识破亲疏，一善也；呕血得止，二善也；便得下如败酱，三善也。有此三善，可谓通达有机，何谓转剧？循此调治，足祛瘥蔽。即令照前方再服一剂。翌日，又欲急诊，谓其烦躁不寐，舌两边起腐作痛。仍然湿火熏蒸，痰浊胶裹之象。于前方中去玉枢丹，加炙紫菀一钱半。隔宿，躁烦更甚，舌中灰黑，边仍白腻，再于前法入姜川连七分。药后宿垢畅下，其热烙肛，自觉由脘至腹豁然贯通，溲赤如血。复诊，复用姜川朴、姜川连、姜半夏、杏仁、蔻仁、苡米仁、楂炭、槟榔、莱菔子、生石决明、连翘、赤苓、泽泻、茅根，连服四剂，即得舌苔清润，并不干燥，宿垢全下，转得燥粪，溲赤转黄，神色清楚，脉来弦滑，夜寐亦安。惟思食过度，以不能逞意而躁怒。力戒以多饮粥汤，少茹荤腥。良以病加于小愈，而病从口入也。嗣后，略事清理，遂即复常。

［按语］病家初次诊疗，未获良效，且增出血之症，群医均认为是“肝升过甚，失血体乏，其势危殆”。曹氏则认为病家属于多痰多湿体质，脉象沉郁不畅，舌滑白厚腻，便闭溲少，所患为湿温，治疗上以通达上中下三焦气机为要，两次诊治而获效。曹氏晚年所用脉枕上，绣有“万病唯求一通”六字，这是他对人体生理病理及治病法则的领悟，时常告诫病家不宜吃得过饱、补得过多。

治脑膜炎

紫粉弄李福山之甥女，归宁父母，忽形寒壮热，头痛如劈。其舅之友绍一西医，头部用冰冷罩法，腹部用热汤焐，谓病情重要，名脑膜炎。始则神识清楚，渐至狂躁不宁，糊语直喊，弃衣登高，其力之大，虽臧获辈莫能制之。病已五日，忽深夜叩门，急邀诊治，并谓之用药，素信实在，请急以石膏重剂拯之。余云：用药方针诊后再定。及闻其语音之响，察其神色之暴，脉搏沉郁，舌苔白腻，一派体实病实，欲达不得之象。断不能迎合尊意，遽用凉药。欲停西药，则其友强执不能。并服中药，则恐有药力相反之处。为一时权宜之计，令其中西药石一律暂停，及头上之冰冷罩、腹部之热水，亦撤去不用，专以热烧酒和飞面滚擦胸部。翌晨神志较清，狂躁略定，即令用牛黄清心丸一粒，分两次服；并以牛蒡、夕利、紫菀、杏仁、象贝、枳壳、郁金、干菖蒲、莱菔子、紫贝、连翘、车前、泽泻、枇杷叶等服之。药后神识大清，热度大减。复诊又值经至，乃用荆芥、夕利、赤芍、杏仁、象贝、枳壳、丹参、元胡、茺蔚、泽泻、枇杷叶。连服两剂，诸恙安和。病者忽私食粽子两枚，又致壮热，腹痛如绞，乃用苏梗、牛蒡、赤芍、夕利、象贝、半夏、青皮、槟榔、莱菔子、赤苓、泽泻。连服数剂，宿垢畅下，热亦和淡。忽又邀诊，谓前为西医烫伤腹肌，巨腐成片，痛不可言，转辗床褥。良以重病之后，经此剧痛，阴液大伤。外用白膏药、生肌散，内服鲜金斛、桑叶、丹皮、银花、连翘、土贝、石决明、茯神、通草、芦根，旬余日始得完口。原此病之肇端，温邪郁遏，痰滞交阻，在初起时可从透表导滞而解。彼仅以头痛过甚，曰为脑膜炎，强以冰冷块抑遏，乃致邪不外泄，而酿成剧变。幸青年正气充足，尚能胜任耳。

［按语］曹氏认为病者为温邪郁遏，痰滞交阻，表现出高热狂躁而脉象沉郁这样一种“体实病实，欲达不得”的症象，应当用透表导滞之治法，通达气机。高热、畏寒、肢冷的症状，以冰块罩头、热汤焐腹的方法，未获良效，而以烧酒、飞面擦浴胸部，并服用牛黄清心丸等药，方使热度大减。

治疟疾

粤西谢解元孟邻之子，君起兄，肄业浦东中学，病三疟，历三年，止作靡定，月必数发。是岁，余方避嚣来沪，邀诊，见其牖下金鸡纳霜丸空瓶陈列累累，谓余曰：此丸服之久矣，而卒不能尽去根株，奈何？因思久疟伤阴，营卫失谐，进以党参、制首乌、炙鳖甲、当归、毛脊、青皮、六曲、半贝丸、生姜、红枣，竟一药而止，迄未复发。后留学巴黎，频行谓余曰：“此方神妙不测，特配药存储药笼，以备不时之需。”中药之功，诚有胜于西药也。曾诊一印捕，立方同，获效亦同，病情亦相似也。惟以藜藿之质，分剂较重耳。

［按语］本案病者患疟疾三年，久服金鸡纳霜，却不能完全治愈。曹惕寅认为久病必伤阴，别处一法，采用党参、首乌、鳖甲、当归等扶正养阴之药治疗，出人意料地一药而愈。他不由感慨本案“中药之功，诚有胜于西药也”。在他撰写的《翠竹山房诊暇录稿》中所录医案，多有类似本案之西药未获全效而转用中药的例子，可见曹氏颇为留意中、西医之间的比较，这与当时社会上的中西医之争不无关系。曹氏出生于中医世家，又接受过西学教育，对中、西医的比较，认识上较为客观，在医案中多秉就事论事的态度。

治乳岩

洞庭东山叶姓，年七十余，早年乳伏一核，逐渐滋大。商之疡医，先后服六神丸、小金丹等，均不获效。始则坚中带软，继则顶色现红，溃处见血，硬处似石，疮口既深且大，遇盛怒或懊丧则血溢如注。平时只浸润不敛，随其情志而见轻重。乳岩本肝郁证也。总由营阴素亏，心肝不潜，非寻常外疡理治之法所可奏功。因令常服潞党参、熟地黄、归身、白芍、洋参、天冬、川贝、橘络、石斛、茯神、合欢皮、夜交藤、料豆衣、糯稻根须，外用白膏药、八宝生肌散和珍珠粉掺之。强为图维，历延七载，溃口得收至如银杏大，后以感受时疠而终。

［按语］ 乳岩，现在称为乳腺癌。曹氏以内服扶正之品，外用生肌之药，历时七年，使病家溃口渐渐收小。

治疡疽

案 1 林姓夫妇，同患上搭手，均溃数头，根脚板木，形势巨大，按之无脓，并云已服小金丹、六神丸等，而仍窜发，两肩臂僵不能动，深以不验为憾。余曰："痈始伏硬块，由渐而大，高肿毒化，溃脓便愈，即时于法可消。疽之初起，仅为一脓窠，而内部已僵膜满布，营气阻遏，湿热凝聚。于法只可温托化湿、解毒和营，最忌香散。今尔等以治痈之法治疽，宜其毒气散漫，半体僵肿。"急用冲和散以紫苏、茄蒂煎汤，调和热焐四围，并贴黑虎膏，内服芪皮、苏梗、当归、制蚕、角针、紫茸、米仁、泽泻、茄蒂、香菌脚。药后疡势高肿，散漫之势亦定。即于前方去芪皮、角针、香菌脚、茄子蒂，加连翘、银花藤、赤芍。一二剂，均脓泄肌敛，平复如常。余如疔疮初起，亦同一脓窠，更不宜服香窜攻散之品，易使毒陷昏变，俗名走黄。惟疔宜寒凉，疽宜温通，斯大相悬殊处。至若治痈宜因势而变化之，初起僵硬宜温，渐次红肿宜凉，反是旨以治之，则危殆立见矣。

案 2 金业公所韩介眉君，绍一病者，持函来诊，谓其贫病交迫，嘱为尽力治之。望其形色，虽不甚憔悴，惟疲惫不堪。询之知患对口疽。启视之，大骇，自脑至背漫肿而硬，其坚如石。针刺刀划，既不痛楚，又无血液。上半身板木强直，自觉如有重负。脉来沉细，舌苔白腻，面色皖白，一派气血寒凝之象。问其曾服寒药否？答曰："曾请疡科医治，谓为湿热深重，非大苦大寒不足以荡涤之。起病迄今，四旬余矣。一诊之后，无力再医，乃至迁延。"余曰："君疾不医尚可，医则愈误病机。夫患疽之原，营气为湿热所阻，络气为之闭塞，非重剂温热，不能使气血流通，腐化毒解。今以寒剂治之，是南辕而北辙，徒增其害耳，致毒气不能外泄，转乎内而伤筋伤络，散漫不已。故表面一若粗厚肌肉，殊不知内中痛苦，非可言喻也。"

因为处二方，一内服，一外敷。内用生芪皮、鹿角霜、全当归、制蚕、角针、茄蒂、菌脚、橘红、米仁、丝瓜络、泽泻。外用红花、王不留行、苏叶、当归、木瓜、木香煎汤，热焐疮疡四围，及一切僵木处。复用红升黑虎膏及敷冲和散，并以刀法划破死肌。

阅数日后，头项渐能转动，揭膏视之，热气上冲，臭秽不堪，渐知痛楚。仍如前法治之，历十余日始得顽肌全消，腐肉化尽，得显露光红新肉。掺以八宝生肌散，贴以清凉膏，佐以培养气血药品，如党参、熟地、归身、川贝、白芍、料豆衣、茯神、盐半夏、川断、谷芽。遂以此法完功。治疽之不可用凉药，实为一定不易之旨也。

［按语］ 痈、疽、疔疮是疡科常见疾病，都属急性化脓性疾病，其形态、大小、深浅、预后等各有不同，在病名诊断上容易混淆，但其辨证论治基本是一致的，首辨阴阳，再据其虚实寒热而随证用药，至于医家经验则各有千秋。曹氏在上述两则方案中均强调了自己的观点，即治疽不可用凉药，而宜温通，并将其与疔疮、痈之治法相比较。曹氏治病，擅长外用药。《翠竹山房诊暇录稿》中总结了曹氏外用药的经验，详细实用，且将中、西医方法进行了比较，此处作一摘录，可供当下参考："内伤膏药厚贴，俾可药力雄厚，获效乃速；外疡膏药薄贴，须摊成菊花瓣式，揭时可不粘痛。近也，西法外科手续贵在清洁，故中医对外疡贴膏亦宜略事变通。如湿热症，沿皮碎腐作痒，可以黄柏末、苦参末、五倍子末、猪油调和，蘸在药水棉花上贴之甚效。即以此贴湿热痔亦可，推

之一切皮肤症，均可按症情配药粉如上法用之。中西法之悬殊者，对于种种湿热症，西法必以水洗，而中法绝对不可，间或以油洗之。盖水能化开毒水，油则无有此弊，并可防其滋蔓难图。总之，中西科学各有长处，即各有短处。又如掺药着于新嫩肉上，不免痛楚，可先搨猪膏一层，再掺药末，宜少不宜多，良以腐肉初脱，余湿余热尚未能净，急于求功，完口太速，每致反复。”

治穿腮牙痈

嘉定秦佐霖姻兄患穿腮牙痈年余，坚硬如石，肿势巨大，面部如结一瘤，平素嗜酒无量。或劝以西法剖割，或告以铃医可治，均以痛不可耐中止。后经李姻伯桔农廉访召余为其诊治。病势正在凶险，形寒壮热，头痛如劈，牙关拘紧，启闭不利，痰声漉漉，急用平肝泄风化痰通络法，牛蒡、夕利、赤芍、石决、土贝、制蚕、马勃、丝瓜络、泽泻煎服，外用冲和散满敷，并以王不留行、落得打、当归、木瓜、僵蚕、土贝、红花煎焐。如法治之，里牙龈起一脓窠，溃脓碗许，复方去牛蒡、夕利，加当归，仍内外兼治。约经半月，即于牙龈溃处，钳出朽骨不少，由是渐见平复完口。症属阳明酒毒积聚，痰浊蕴蒸，加以外感风邪，牙龈时溃时敛，病者又怠惰性成，不善洗涤，乃至瘀脓久储积聚成骨。今得血气融和，肿消肉活，故败骨自出也。

[按语] 此案之病，又称为牙槽风、骨槽风，现代西医称为颌骨骨髓炎。病家惧怕疼痛，不愿西医手术治疗，转由曹氏诊治，以药物内外兼治而获效。

名　家　方　案

王仲奇方案

治哮喘

治疟母

治虫积

治虚劳

医家生平

王仲奇（1881—1945），名金杰，晚号懒翁。安徽歙县人。曾祖王学健，父亲王养涵为新安医界名家。王氏 15 岁从父学医，22 岁即悬壶乡里，以善治温病著称。1923，迁居杭州，同年又迁至上海，后以擅长治疗内伤杂病驰誉沪上。20 世纪 30～40 年代，《昌明医刊》《国医砥柱》（图 25）《医药改进月刊》《吴兴医药月刊》等期刊登出王氏方案，称其“精理虚劳杂病，名振江南，活人甚众，所处方案写作俱佳”。著名学者胡适先生也曾亲笔写下赞美之辞，赠与王氏：“唐代神医孙思邈尝说‘胆欲大而心欲小’，今日科学家所用方法有‘大胆地假设、小心地求证’之说，亦即是此意。仲奇先生家世业医，我曾观察他的技术，有合于此旨。”

当前馆藏中，有《王仲奇医案》（图 26）抄本遗世，为王氏在上海行医时的一百则医案，后人将其整理出版。此外，尚有王氏子女及学生整理他的医案，编成《王仲奇医案》，收入《新安医籍丛刊》出版。

方案举隅

治哮喘

陆。南市。七月初十日。年前由泻而痢，脾肾元阳不振，肌肉渐瘦，

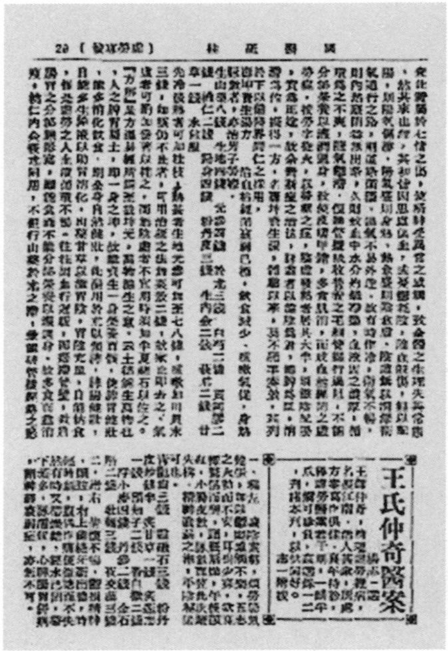

國醫砥柱

王氏仲奇醫案

图 25 《国医砥柱》1943 年第 3 期中的王仲奇医案

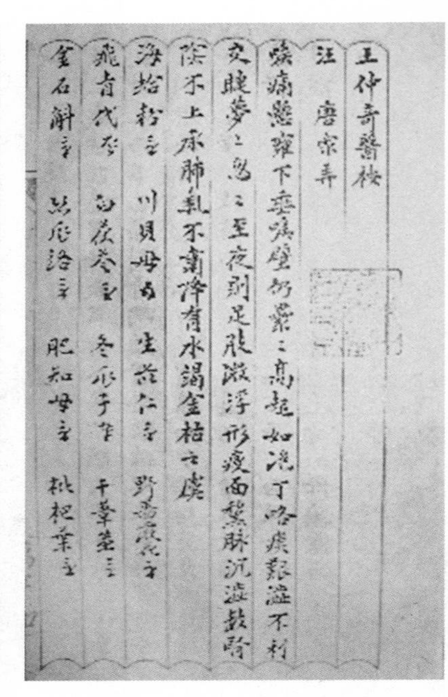

王仲奇醫案

汪 唐家弄

咳嗆懸雍下垂喉壁所纍纍高起如泡，咯痰黏濇不利，交睫夢多，至夜則足脛微浮，形瘦面黧，脉沉濇數。陰不上承，肺氣不肅，降有水竭金枯之虞。

海蛤粉 川貝母 生苡仁 野百合

飛青代 白茯苓 冬瓜子 干蘆莖

金石斛 北沙參 肥知母 枇杷葉

图 26 《王仲奇医案》抄本

肢酸乏力，不耐烦劳；喜暖恶寒，感凉则腹笥作痛，大便非温润不畅，脉濡弦。当以温下。

淡苁蓉三钱　巴戟天二钱　益智仁一钱　淫羊藿二钱　全当归（小茴八分同炒）三钱　补骨脂（炒）二钱　九香虫（炒）一钱二分　沉香曲（炒）钱半　葫芦巴钱半

［二诊］八月初四日。肺主气，呼吸出入，痰液之分泌皆属于肺，气候忽热忽凉，肺气卫外不力，痰得壅逆于上，咳嗽旧恙又作，痰多，喉间有声，脉弦滑。恐渐入哮嗽痼疾，且以温药和之。

法半夏钱半　甘草（淡干姜四分同杵）八分　杏仁（去皮尖）三钱　佛耳草（布包）钱半　玉苏子二钱　百部（蒸）八分　射干一钱　桑白皮（炙）钱半　款冬花（炙）钱半　茯苓三钱　生苡仁三钱

［三诊］八月初六日。痰壅气逆，咳嗽喉间有声，脉弦滑。非但咳嗽不易愈，且恐哮闭痼疾，仍以温药和之。

法半夏钱半　甘草（淡干姜六分同杵）八分　杏仁（去皮尖）三钱　佛耳草（布包）钱半　玉苏子二钱　鼠粘子（白芥子六分同杵）钱半　桑白皮（炙）钱半　甜葶苈（隔

纸炒）一钱　射干一钱　橘红衣一钱　茯苓三钱

［四诊］九月十六日。深秋气候渐寒，咳嗽哮闭又发：胸宇气闷，呼吸紧迫，喉息有音，脉濡滑。以温药和之。

法半夏钱半　淡干姜六分　茯苓三钱　佛耳草（包）钱半　麻黄（泡去沫炙）三分　金沸草（包）二钱　甜葶苈（隔纸炒）一钱　白芥子八分　玉苏子二钱　橘红衣一钱　杏仁（去皮尖）三钱　桑白皮（炙）钱半　射干钱半

［五诊］九月廿日。痰壅气逆，肺布叶举；哮闭喉息有音，呼吸紧迫，往常发于夜，今则昼亦不免矣，脉濡滑微弦。仍以温药和之。

法半夏钱半　淡干姜六分　化橘红一钱　玉苏子二钱　白芥子八分　茯苓三钱　甜葶苈（隔纸炒）一钱　麻黄（泡去沫炙）三分　北细辛二分　桑白皮（炙）一钱二分　杏仁（去皮尖）三钱　远志肉（炙）八分　射干一钱二分　莱菔子（炒）钱半

［六诊］九月廿九日。温肺豁痰，痰豁气宣，呼吸就和，哮闭获愈，惟胃气未醒，食欲未健，根株未尽，寒暄宜慎，脉濡滑。仍以原意出入可也。

法半夏钱半　淡干姜八分　化橘红一钱　玉苏子二钱　射干一钱　百部（蒸）一钱　杏仁（去皮尖）三钱　桑白皮（炙）一钱二分　款冬花（炙）钱半　生熟谷芽各五钱　佛手柑一钱　生苡仁三钱　茯苓三钱

［按语］患者于七月初以大便不畅就诊，王氏知其既往曾有泻痢，属脾肾元阳不振之体，以肉苁蓉、巴戟天、当归等温润之药治之。及至八月、九月哮喘宿病反复发作，王氏亦用温药治之，以半夏、干姜、茯苓燥湿化痰，麻黄、细辛、桑白皮等宣肺平喘，用药较为温和。医家对病者体质与既往疾病的把握，往往是处方用药方向的一大影响因素。

治疟母

查，女。老西门。肝气郁结，脾少健运，腹左有癥癖，午后发热，头眩，胸闷，形瘦，大便秘，脉弦。由疟疾而起，以属疟母，拟用《金匮》法。

鳖甲（醋炙）　柴胡（炙）　青蒿　香白薇（炒）　法半夏　川桂枝　制川朴　条芩（炒）　射干　缩砂仁　野茯苓　瞿麦　凌霄花

［二诊］疟母癥结已稍见软，尚未大消，寒热已解，精神较振。形

色清亮，唯头稍痛，脉濡滑而弦。再用《金匮》法。

潞党参　生于术　左牡蛎（煅，先煎）　鳖甲（醋炙）　桃仁（去皮尖，杵）　红花　橘红衣　甜葶苈（隔纸炒）　射干　续断（炒）　野茯苓　瞿麦　凌霄花

［三诊］ 疟母癥结未尽消弭，又感伤风时邪，寒热咳嗽，头痛体酸，夜眠不安，脉弦滑。治以宣和。

法半夏　橘红衣　桑白皮（炙）　杏仁（去皮尖）　射干　玉苏子　白前　紫菀　甜葶苈（隔纸炒）　旋覆花（布包）　瞿麦　野茯苓　凌霄花

［四诊］ 疟母癥结已消强半，咳嗽未休，头疼，日来因食粽子，腹胀欠舒，脉弦。再从脾、肺两治。

法半夏　橘红衣　玉苏子　陈枳壳（炒）　缩砂仁　制川朴　甜葶苈（隔纸炒）　野茯苓　射干　杏仁（去皮尖）　紫菀　瞿麦　凌霄花

［按语］ 疟疾病久，以致脾脏肿大，腹部左侧可见癥癖，古代称之为疟母。汉代医书《金匮要略》中记载以鳖甲煎丸治疗此病，王氏宗其意而处方，患者癖块消去一半，初见疗效。

治虫积

案1　张童。虹口塘山路。饥饱失时，饮啖无节，脾胃失于运化，肠回拘急不舒，腹痛环脐拒按，已成疳积。疳者干也，故形羸骨瘦，容黄发焦，肌肤甲错。干象悉见，殊难治耳。

干蟾皮（炙）一钱　陈枳壳（炒）一钱二分　楂饼（炒）二锅　乌梅肉六分　槟榔钱半　鸡内金（炙）二钱　川楝子（煨）一钱二分　砂仁八分　芜荑八分　胡黄连（炒）八分　使君子肉钱半　佩兰三钱　石榴根四分

［二诊］ 白条虫虽下出少许，奈形羸骨瘦，容黄发焦，肌肤甲错，干象已见，疳疾已成，日来腹痛环脐拒按虽减，恐蔓延难愈。

干蟾皮（炙）一钱　芜荑八分　雷丸一钱　鸡内金（炙）二钱　胡黄连（炒）一钱　川楝子（煨）钱半　山楂饼（炒）二钱　使君子肉钱半　槟榔三钱　乌梅肉六分　陈大麦（炒杵去粗皮）三钱　石榴根四分

案2　翁，女。小东门。九月廿七日。胸脘不舒，食入有酸水上涌，头眩耳鸣，大便恒溏，肛痒有条虫蠕动而出，脉濡弦。肠胃为病，治以

苦酸辛。

法半夏钱半　川黄连（淡干姜六分同杵）三分　陈枳壳（炒）钱半　川楝子（煨）钱半　贯众（炒）钱半　蒲公英三钱　茯苓三钱　山楂（炒）三钱　槟榔二钱　芜荑一钱　使君子肉钱半

［二诊］ 十月初四日。便溏稍鞕，肛痒有条虫蠕动而出，近日虽不可得见，然大便往往有冻胶而无糟粕，头仍痛，胸闷腹胀，食欲不健，或有酸水上涌，脉弦。仍从肠胃治。

法半夏钱半　泡吴萸六分　淡干姜六分　川楝子（煨）钱半　陈枳壳（炒）钱半　胡黄连（炒）一钱　乌梅肉四分　芜荑一钱　槟榔二钱　茯苓三钱　使君子肉钱半　川椒红（炒）四分

［三诊］ 十月廿日。条虫冻胶俱弭，便溏转鞕，酸水已安，头痛向愈，惟腹胀至午夜而剧，脉弦。仍从肠胃治，参以疏达肝脾可也。

川楝子（煨）钱半　青皮（炒）一钱二分　槟榔二钱　陈枳壳（炒）钱半　泡吴萸六分　山楂（炒）二钱　广木香六分　茯苓三钱　半夏曲（炒）三钱　川芎（炒）八分　新会皮钱半　使君子肉钱半

［按语］ 肠道寄生虫病在晚清、民国时期颇为多见，患病者多见腹痛、消瘦、肛痒虫出等症，儿童患病严重者，影响生长发育。以上两案，一为儿童，一为成人，症情记载详细，王氏之方，驱虫合以健脾。条虫，又称为绦虫。

治虚劳

案1　陆。新闸路。三月十九日。病后体元虚弱，骨瘦形羸，四肢指节作酸，夜有微热，寝或汗出，大便恒溏，脉濡弦。治以和脾健胃，兼用扶元。

北沙参三钱　金钗斛三钱　夜交藤四钱　淮山药三钱　橘红衣一钱　桑寄生三钱　茯苓三钱　炒续断二钱　红枣三枚　生苡仁四钱　白扁豆二钱　炒谷芽四钱

［二诊］ 三月廿二日　夜热见轻，寝汗亦减，大便仍溏，神疲力乏，骨瘦形羸，脉虚滑而弦。病后体元虚弱，玄府不密，前方尚安，守原意

为之。

北沙参三钱　香白薇（炒）二钱　白扁豆二钱　淮山药三钱　地骨皮三钱　广皮白一钱　茯苓三钱　金钗斛三钱　炒谷芽四钱　生苡仁四钱　炒续断二钱

［三诊］ 三月廿八日　夜热已净，寝汗未戢，便溏转实，已能安谷，惟虚弱未复，神疲力乏，骨瘦形羸，脉濡滑而弦。再以扶元健胃可也。

潞党参三钱　甘甘枸杞（炒）二钱　炒白芍二钱　茯苓三钱　炒续断二钱　白扁豆二钱　广皮白一钱　淮山药三钱　炒谷芽四钱　金钗斛三钱　苏芡实三钱

案2　郑，女。大庆里。十月十三日。体质虚弱，营卫失谐，卧或振寒，腰酸头眩，肢体乏力，卧欠安稳，脉濡弦滑。治以养营和胃可也。

夜交藤三钱　归身（蒸）二钱　茯神三钱　白蒺藜三钱　金钗斛二钱　丹参二钱　续断（炒）二钱　甘甘枸杞（炒）二钱　白芍（炒）二钱　橘红衣一钱

［二诊］ 十月十七日。体虚营卫失和，腰酸头眩，肢体乏力，卧或振寒，胃纳不健，脉濡弦滑。前以养营和胃较安，仍守原意为之。

大有耆二钱　蒸当归二钱　白芍（炒）二钱　甘甘枸杞（炒）二钱　续断（炒）二钱　夜交藤三钱　潼沙苑三钱　茯神三钱　川杜仲（炒）三钱　左牡蛎（煅，先煎）三钱　橘红衣一钱

［三诊］ 十月廿一日。营气已和，卫外较固，振寒较愈，腰酸，头眩向瘥，胃纳稍健，脉缓而滑。仍以甘温调理。

大有耆二钱　蒸当归二钱　白芍（炒）二钱　甘甘枸杞（炒）二钱　于术（蒸）一钱　夜交藤三钱　潼沙苑三钱　金钗斛二钱　川杜仲三钱　续断（炒）二钱　茯神三钱　小红枣三枚

［四诊］ 十一月初二日。营气已和，卫外亦固，胃纳颇健，振寒获愈，诸恙悉瘳。议膏方调理之。

青防风（炙）一两　于术（蒸）两半　大有耆三两　蒸当归二两　白芍（炒）二两　制首乌三两　甘甘枸杞（炒）二两　金钗斛二两　潼沙苑三两　川杜仲二两　续断（炒）二两　茯神三两　五加皮二两　小红枣三两

上药入铜锅内慢火熬透，去渣取汁，以陈阿胶三两烊化和入，再加冰糖一斤收膏。每早开水冲服一羹匙。

［按语］ 病后体虚或体质虚弱者，王氏主以和脾健胃，兼用益肾扶元。传统医家认为，肾为先天之本，脾胃为后天之本。案1病者阴虚有

热、脾肾两虚，王氏以沙参、石斛、地骨皮等养阴清热，以山药、茯苓、白扁豆、芡实等健脾助运，加入续断、桑寄生等兼扶肾元，用药层次清晰。案2女病者为营血亏虚，王氏以黄芪、当归、白芍、枸杞等健脾养血，配以续断、石斛、杜仲等益肾扶元，至病者胃纳恢复，则采用膏方调理，在用补益脾肾之药的同时，加入了玉屏风散（防风、黄芪、白术）以增强肺气卫外的功能。

陈无咎方案

治发热不退

治伤寒

治厥逆

治中风

医家生平

陈无咎（1884—1948），名淳白，又名易简，有无垢居士、黄溪、壶叟等多种名号。出生于浙江义乌黄山。早年习举业，因患疟疾，乡医医治无效，而研读医书以自救。23 岁入丹溪学社，从师学医，得传衣钵。25 岁考入浙江两级师范学校，钻研博物、解剖、生理、心理、理化诸学科。陈氏曾入同盟会，追随孙中山，投身军政。32 岁在杭州治愈一“寒结成冰”之疾后，医名渐盛。40 岁定居上海。此后，退出政界而执中医为业，设医馆，办学社，创办上海丹溪大学，编订教材，著书立说，研究中医及中国传统文化，希望推动中国医学在世界学术上获得重要位置。生平著有《医量》《中国医学通论》《医轨》《脏腑通诠》《妇科难题》《明教方》《伤寒论蜕》《黄溪大案》《中国内科学讲义》等十余种。不少社会名流为陈氏之书题词，如于右任、吕公望、孙洪伊、沈钧儒、张宗祥等。

陈无咎在《医量》（1923 年刊行）作《医案创论》一篇，提出：“案者，木案也。大医创立医案，必融会经脉医药种种理论，笔之于书，示以绳墨，使后贤有举一隅而得三隅反之用”“盖案为创作，而方为依傍；案为独见，方为雷同；案可引申，方备查考”，并附以伤寒、杂病、妇科类医案 17 则（图 27）。

1926 年刊行的《明教方》是陈无咎为上海丹溪大学所作的医案教材。本书系统整理了 100 例临证方案，都以上古中医经典著作《黄帝内经》《神农本草经》《太素》为依据进行理论分析，主张“援经断案”，反映了陈氏对上古医学理论的崇尚（图 28）。

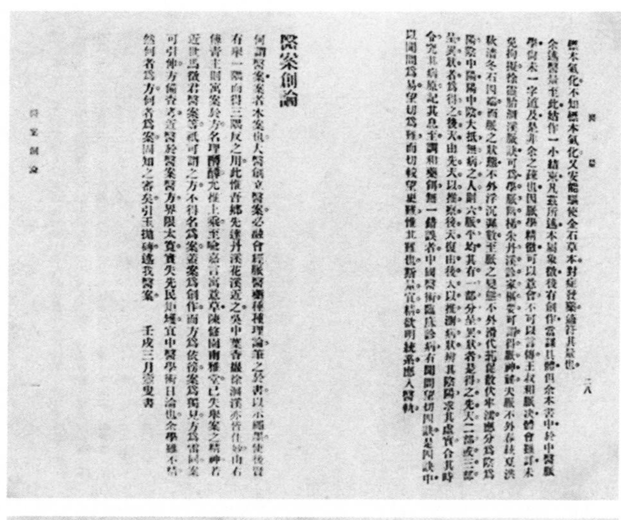

標本氣化，不知標本氣化，又安能驅使金石草木，對症發藥，適符其量也。
余為醫量至此，姑作一小結束。凡茲所述，本屬粟微，我有創作，當謀其歸。但余本書中於中醫脈
學，尚未一字道及，是非余之疏也，因脈學精微，可以意會，不可以言傳。王叔和脈訣，體會難詳，未
免拘泥。徐靈胎洄溪脈訣，可為學脈階梯。朱丹溪診家樞要，可評得脈神。夫脈不外春弦夏洪
秋濇冬石，四時之脈之狀態，不外浮沉遲數，主脈之變態，不外滑代芤促散伏牢濡，總分為陰為
陽。陰中陽，陽中陰，大抵無病之人，則六脈平均。其有一部分呈異狀者，是得之先天。二部或三部
呈異狀者，為得之後天。由先天以推察後天，復由後天以推測病狀，辨其陰陽，求其虛實，合其時
令，究其病原，記其息至，調和藥餌，無一錯誤者。中國醫術臨床診病，有聞問望切四訣，是四訣中
以聞問為易，望切為難，而切較望更難，惟其難也，斯最宜精，欲明抉系，應入醫軌。

醫量　二八

醫案創論

何謂醫案？案者，本案。俱大醫創立醫案，必融合病脈醫藥種種理論，筆之於書，以示趨舉，使後賢
有舉一隅而得三隅反之用。此惟吾鄉先達丹溪、花溪近之。吳中葉香巖、徐洄溪，亦皆往妙。由右
傳青主寓案於方，名理醇醇，光裕上乘。至喻嘉言寓意草、陳修園南雅堂，已失舉案之精神。若
近世馬徵君醫案等，祇可謂之方，不得名為案。蓋案為創作，而方為依傍；案為獨見，方為雷同；案
可引伸，方備查考。宜醫於醫案醫方界限太賓，實失先民規矩，宜中醫學術日淪也。余學雖不精，
然何者為方，何者為案，固知之審矣。引玉拋磚，遂我醫案。　　壬戌三月　叟書

醫案創論　一

图 27 《医量》1923 年铅印本

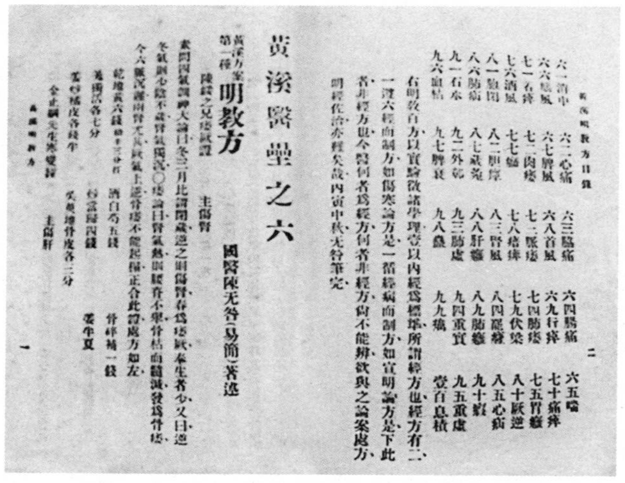

黃溪明教方目錄　二

六一消中　六二心痛　六三腸痛　六四腸癰　六五噎
六六眩風　六七脾風　六八首風　六九行痹　七十痛痹
七一石瘕　七二肉痿　七三脈痿　七四筋痿　七五胃癰
七六酒風　七七疝　七八痿痹　七九伏梁　八十厥逆
八一胞閉　八二膽癉　八三腎風　八四寒熱　八五心痛
八六腸痛　八七鼠瘻　八八肝癰　八九肺癰　九十癃
九一石水　九二外瘍　九三膽虛　九四重實　九五重虛
九六血枯　九七脾癉　九八蠱　九九瘧　壹百息積

右明教百方，以實驗徵諸學理，壹以內經為標準，所謂緯方也。經方有二，
一證六經而制方，如傷寒論方是；一循緯病而制方，如宣明論方是。下此
者非經方也。今醫何者為經方，何者非經方，尚不能辨，欲與之論案處方，
明經佐治，亦難矣哉。丙寅中秋无咎筆完。

黃溪醫壘之六

明教方　國醫陳无咎（易簡）著述

黃溪方案第一種　陳鐵之兄痿厥證　主腎

素問四氣調神大論曰：冬三月，此謂閉藏，逆之則傷腎，春為痿厥，奉生者少。又曰：逆
冬氣則少陰不藏，腎氣獨沉。○痿論曰：腎氣熱則腰脊不舉，骨枯而髓減，發為骨痿。
今六脈沉濡，兩腎尤甚，厥氣上逆，骨痿不能起，擬正合此證，處方如左：

乾地黃六錢　酒白芍五錢　骨碎補一錢
當歸四錢　姜半夏

黃溪明教方　一

图 28 《明教方》1926 年铅印本

1929 年刊行的《伤寒论蜕》一书，陈无咎集中西医之理论，探究《伤寒论》及“伤寒病”古今传变，书后附《伤寒病证实验方案》以临床方案验证其理论，分篇章举例，寓方于案，共 22 例（图 29）。同年刊行的还有《黄溪大案》，载录陈无咎所治四则疑难杂症，详述患者、病史、症状、舌脉、病机分析、治法、用药用量、服药方法、病家服药后报告、复诊、医理阐发等（图 30）。

此外，陈无咎尚有部分医案发表于《医界春秋》《神州医药学报》《中华医药》等期刊。

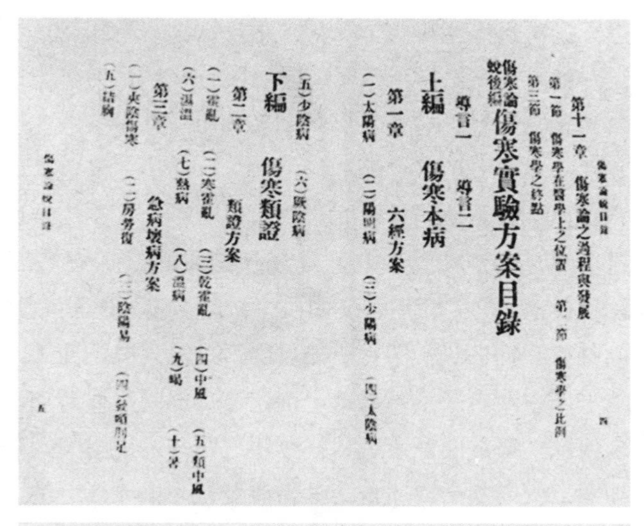
傷寒論蛻目錄　四

第十一章　傷寒論之過程與發展

第一節　傷寒學在醫學上之位置　第二節　傷寒學之比例

第三節　傷寒學之終點

傷寒論蛻後編　傷寒實驗方案目錄

導言一　導言二

上編　傷寒本病

第一章　六經方案

(一)太陽病　(二)陽明病　(三)少陽病　(四)太陰病

(五)少陰病　(六)厥陰病

下編　傷寒類證

第二章　類證方案

(一)霍亂　(二)寒霍亂　(三)乾霍亂　(四)中風　(五)類中風

(六)濕溫　(七)熱病　(八)溫病　(九)暍　(十)暑

第三章　急病壞病方案

(一)夾陰傷寒　(二)房勞復　(三)陰陽易　(四)發頤腮足

(五)結胸

傷寒論蛻目錄　五

图 29 《伤寒论蜕后编——伤寒病证实验方案》1929 年铅印本

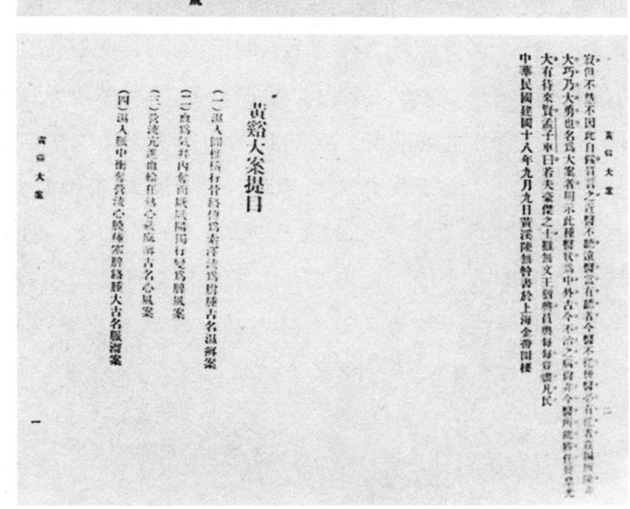
黃谿大案　二

中華民國建國十八年九月九日黃溪陳無咎書於上海金齋閣樓

黃谿大案提目

黃谿大案　一

图 30 《黄溪大案》1929 年铅印本

方案举隅

治发热不退

同年傅景年继室丁夫人于民国三年秋初患热，始由邑医诊治，久不

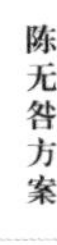

退。遂由义而金，由金而兰，由兰而杭，不知经过多少名医，仍无法使退。傅君元配是浙江陆军病院厉院长之姑，傅厉为葭莩亲，傅君遂请厉君诊视。厉君见病象甚深，颇形郑重，并邀多数西医，悉心研究，始行下药。然热度虽低，而神气萧散。群谓病入膏肓，迁延岁月而已。四年六月，余适游杭，傅君闻余研医也，邀余诊察。余切其脉，六部沉迟而肾为尤甚。望其面则毫无血色，黄白如纸而雾气萦回。闻其声缓而低，如欲说话，必先吐痰，痰如白沫，且陆续不止。问其喜饮否？曰：喜饮。问其喜寒抑喜热？曰：热佳。余曰：得之矣。乃以大已寒丸为底，而斟酌于理中四君及手拈散。一剂快，二剂则竟体清凉，无复热状。傅君问余何以如斯神速？余笑曰：尊嫂之病，余用望闻问切四法，征其形热而神寒，所谓寒结成冰也。时当盛夏，而用大热之剂，那得不神速？尊嫂得病之源，必食凉物太多，致内阴而外阳，阴踞而阳逡。丁夫人瞿然曰："是吾宿岁夏间畏暑，每食必尽凉粉数器，先生之言确矣。"傅君恍然大悟。余之微名震耆朋侪，实治此病为始。

[按语] 病者发热久久不退，陈氏诊断其病证为为寒结成冰，在炎热夏季，却用了温热之剂大已寒丸，一剂见效，两剂治愈，获效神速，这使陈氏医名外传。大已寒丸为宋元时期的古方，以附子、肉桂、干姜、高良姜等为主，均为大温大热之药。陈氏此前曾以此方治愈家族中长辈之寒疾，为本案之治疗积累了经验。

治伤寒

案1 粤人杨生，年十八岁，于民国十一年五月患肾虚伤寒。在医院中住，均谓其无救，已备身后矣，由高昌丈代邀鄙人诊治。余见其只有出气而无吸气，俯视其胸，则肺叶振荡如风扇，知肺气将散。切其脉则肾部如游丝，而右关洪数，知肾虚已甚。且上身甚热，而下身稍可。视其舌则本缩而尖起红粟，知肾火外溢，真阳不潜，命在呼吸。幸脉尚有根，似属可挽。乃用收气藏气之法，并煨肾以缓真阳。方用炒怀药、破固脂、桑白皮、菟丝子、象贝母、炒杜仲、炒白果等味。复因前手误为风温、湿温，杂用石膏、黄芩、银花、知母等品，方中取次加减广陈皮、姜厚朴、制半夏、炒枳实、瓜蒌仁、柏子仁、白茯神、熟枣仁、远志肉、山萸肉、银柴胡、铁石斛等温胆清心，厚肠保脾。一剂而肺气稍收，即下大解一次；二剂则肾脉见巩，虚火归原；再进则环舌红粟皆退，惟舌本尚缩，手足尚僵。余乃加入当归身、生白芍、天花粉、川续断、熟地黄、淡苁蓉等品，并嘱其慎风寒、节饮食。如腹果饥，亦只多饮炒米汤，少食焦面包，以保胃气。如是三星期方谓告痊可待。不意忽变为发颐、结胸、刖足，余不觉心慌，沉思久之，知余邪未尽，恨前医错误到底，然功亏一篑，心不能甘。因忆灵胎老人论此征象，谓宜用辛凉以下之，或可转危为安。余斟酌再三，采一辛字，弃一凉字，拟一辛温大剂，以作单刀直入之想。自谓虽灵胎复生，亦将退避三舍，兹将方案记出，昭示来许。

脉案：

今日脉象如前，无甚变动。因前手错误到底，致所蕴余邪与真阳相战，发颐、结胸、刖足种种险象，一旦俱来，但稍有犹疑，前功尽弃，决用辛温以渐下之。

方剂：

干地黄四钱　熟地黄（细辛三分，打）四钱　柏子仁四钱　炒白芍五钱　当归五钱　党参二钱　石斛二钱　炒杜仲二钱　制菟丝二钱　炒枳壳一钱　姜半夏一钱　瓜蒌仁一钱　甘草一钱　广陈皮一钱五　姜厚朴八分　银柴胡八分　九节菖蒲五分　加姜一片

此剂饮后，诸险皆夷，不觉手舞足蹈，喜而不寐。由斯调治，遂收全功。余治是症，先后多次，要以杨生变状为最险，但无论如何蜂变，始终抱定收气、藏气、整胃、理肠八字，与余所著《医量》互相印证，虽不拘于《伤寒论》，然未尝突破《伤寒论》之范围也。

肾虚伤寒，据余近日观察，以二十岁以下之青年为最多。质言之，即手淫过度，肾系受伤也。青年在发达时期，肾系未牢，而情欲甚炽。其黠者，则倡不规则之自由恋爱，以填其兽欲，而坊间复层出桑间濮上之诲淫书籍，如言情小说等，以蛊惑其心志。其愿者目的不得达，乃出于手淫之一途，聊快瞬时情感，暗损终身健康，甚至因是而丧生者比比。夫饮食男女，人类之大欲存焉。知好色则慕少艾，亦人生观必经

之阶级。吾辈身为医生，凡遇此种病状，其轻者宜婉言告诫，其重者不妨正言声明，均宜注意肾系一部分，以保其生命，上案中所举炒白果一味，即为此故。盖炒白果为治女子任脉之要药，用之治肾系极有效验也。何则？肾系者，乃奇经四脉中任冲督带所连属之总名，男子之冲任突出为阳，女子之冲任倒入为阴，阴阳虽异，而脉则同。炒白果能平衡任之痕而纫其腺，足为炒杜仲、补骨脂、菟丝子等补肾维系之臂助。能明此理，则对于奇经四脉受伤，不患无药可治，而中医学说之深湛，过于西方远矣！

［按语］此为《医量·医案创论》所附第一案，诊治经过及方案尤为详细，在医理阐发上可见陈氏对伤寒、肾虚伤寒的创见。所用方药，陈氏名之曰“受辛汤”，载录于《伤寒论蜕·伤寒坏病》。

案2　黄女士。六脉濡涩，舌苔黄干，汗孔闭塞，热度甚高，大溲不通，盲肠有阻。此伤寒病之初起者，病舍在于太阳，应启肺通肠，生津退热，却受汤主之。

（主）金石斛　天花粉

（从）炒陈香橼　白茯苓　炒白芍

（导）陈藿香　陈泽兰　炙没药

（引）羌活

一剂知，三剂已。

说明：凡伤寒病初起，其人必发热气喘，头痛脊僵，骨节酸楚，胃纳不进，大溲中秘，小溲短赤，口中有酸气，微微刺人鼻观。西医名为肠窒扶斯，谓病原由于伤寒杆菌，故以涤肠为治。而不谷主修肠壁而生津液，畅肺气已清盲肠，不拘于桂枝、麻黄也。此为不谷治伤寒先决问题，一切中西传经、越传、按日待期等都锲法子，胥缓而不谈，只取《素问·热论篇》“伤寒一日巨阳受之”云云，制却受汤。盖伤寒本为病热，而不谷以生津退热却之，明示不欲受之意，受既却亦，何况于传。

主、从、导、引、加：《黄溪医轨》，自七钱至一两为主，四钱至六钱为从，一钱至三钱为导，一分至七分为引，轻重用舍无定为加。

案3　萧镜清先生。六脉弦浮而芤，舌苔灰绛无津，肾气不藏，壅于心脏，肝风内煽，逆于心包，面赤戴阳，胃虚欲吐，上热下寒，热不炙手。伤寒病突犯厥阴，应辛以柔肾，酸以敛肝，应变汤主之。

（主）干地黄细辛打　当归身　姜炒橘络　白茯神

（从）金石斛　炒柏子仁　炒白芍　盐炒丝瓜络

（导）制菟丝子　陈萸肉　陈泽兰

（引）茜草根　远志炭　吴萸炒姜黄连

一剂平，三剂转。

说明：凡伤寒病至厥阴，为最危急之候，所谓生死关头也。以表里而论，三阳在表，三阴在里，三阳为腑，三阴为脏。厥阴者，少阳之里也，少阳治在肝胆，而厥阴治在肝肾，病已进矣。少阳之标为三焦，厥阴之标为心包络，治更棘也矣。况病合在厥阴者，其病舍亦必游移。因厥阴伤寒，非越传则突犯也。西医治伤寒至三阴，在太阴所愈者少，至少阴所愈者更少，至于厥阴从无一愈者，所谓肠出血是也。仲景以白头翁、乌梅丸、当归四逆为正负，并立烧裈，思想可谓奇伟，后医望尘莫及。不谷始终以金石斛、天花粉，为修理肠壁之工具，既免西医肠出血之危，亦免仲景张皇补苴，及于裤裆之德，极伤寒之能事，破中西之载书。《素问·诊要终经论篇》曰："厥阴终者，中热嗌干，善溺心烦，舌卷卵缩。"虽不端论伤寒，而伤寒厥阴，亦不外是，故不谷于应变汤外，复制"大小受辛汤""大小齐恒饮"以应之。

［按语］此两案录于《伤寒论蜕后编——伤寒病证实验方案》。陈氏结合传统中医关于伤寒六经辨治的理论，与西医伤寒（肠窒扶斯）发病的理论，提出自己的治疗经验。处方"主、从、导、引、加"的组方方法，为陈氏所创。

治厥逆

莫季樵先生厥逆证，主脑。

《素问·奇病论篇》曰："人有病头痛以数岁不已，此安得之？名为何病？曰：当有所犯大寒，内至骨髓，髓以脑为主，脑逆故令头痛，齿亦痛，病名曰厥逆。"

今六脉左脏濡缓，右脏急弦，六腑沉滞而伏，头颈僵痛，口舌木僵，旋转说话，皆不能自如，心烦意乱，容易恼怒，病源由于犯肾太过，肾髓枯竭，不能涵养神经，致肝扇张举，引动真阳，内风煽惑，外风随之，风恋风府，中气虚矫，心包变态，心脏作脱出形，痈留上腭，遂成流注，病已三年，可云根深蒂固，纵览前手方剂，可二百纸，都是隔靴搔痒，且大半重用北芪，多至两许，惟恐恶风邪客不留，庸医误人，曷胜浩叹！对证发药，拟宁髓汤。

当归身　朱茯神　酒白芍　干地黄　炒柏子仁各四五钱　茜草根　丝瓜络　明天麻各二钱　潼蒺藜　金狗脊　制菟丝子　蒸续断各钱半　秦艽一钱　羌活　细辛　姜黄连各三五分

按：厥逆者，谓厥气上逆也。何谓厥气？即肝肾至阴之浊气也，肝与心包络为厥阴，心肾为少阴，三阴以厥阴为合，少阴为枢，心肾相通之路，在于脊椎，肝与心包络相通之道，在于任脉。任行于身前，督行于背脊，督任互相升降，有如循环之电灯线，故督病而心亦病，心包病而肝亦病，驯至督任头脊脑齿，无一不病，因有连锁之关系也。《素问》名本病曰厥逆，不以复杂症状命名，而以病理归纳命名，中国医学之深湛在此，宜浅尝者，不得其门而入也。

［按语］此案录于《明教方》，采用科教体裁，先据《内经》论病，再续以病例脉案，及对证处方。用于教授学生，有示范、启发作用。

治中风

麦楣先生于本年夏间，忽得中风象证，全体震战，嘴唇歪斜，语言难出，四肢不能举，右手足僵直，皮热，便秘，不欲食。初请西医视之，谓是“脑出血”，向脑筋及右手脉抽去血若干。复请中医视之，所开方剂，似以“肝风”论治，大都用黄芪、牡蛎、防风、甘菊一类，取法《金匮》，岂曰无稽，但病家意在速痊，中西医已易数人，皆无能保为必愈，病家不无腹诽，乃托友人刘佛瓶先容邀余诊视。

余五诊毕，告之曰：“此为‘脾风’，乃得之于饱食入房，是为气有余而血不足。西医抽血，实为逆治，中医处方，惜未分经。盖人身腔子里脏腑，都活动的，要平均的，行则俱行，止则俱止，快则俱快，慢则俱慢，比方西洋镜摊上牵线锣鼓一样，不宜一件独快。麦先生之病，是脾胃走得快，肝肾跟不上，名为‘血为气并，内脏相争，争夺不已，所以厥了’。象证确是中风，不过要先平脾扶肝，不好滚同出治。”他的夫人曰：“然则专任先生诊治，可以医得好吗？”余曰：“十日见效，一月可痊，惟调理一节，必须延长数天。”她曰：“只要保得平安，全家感激不尽，他是一家主人呢。”余曰：“我治病二十年，向来不说谎话。”她曰：“我们朋友都说黄溪先生治证，第一肯负责任，从今天起，大小拜托先生了，将来重重酬谢。”余曰：“待医好了再讲。”余本许他十日后见功效，半月后能起坐，先动手，次动足，谁知到期，竟足先能行走，而手反未复原，且右瘠于左，乃与病人相互研究，恍然误在西医将脉门抽血所致。所以我对于西医学说，饶有相当信仰，而对于西医手术，有时不敢恭维，至余治本病，悉遵《内经》而制方。

按：《素问·风论》曰：“脾风之状，多汗恶风，身体怠堕，四肢不欲动，色薄微黄，不嗜食，诊在鼻上，其色黄。肝风之状，多汗恶风，善悲，色微苍，嗌干善怒，时憎女子，诊在目下，其色青。”（此脾风、肝风之区别也）

《痹论》曰：“脾痹者，四肢解堕，发咳呕汁，上为大塞”“湿气胜者为着痹也”“以夏遇此者为脉痹，以至阴遇此者为肌痹”“夫痹之为病……在于肉则不仁，在于皮则寒。”

《痿论》曰：“脾气热则胃干而渴，肌肉不仁，发为肉痿”“言治痿者独取阳明，何也？岐伯曰：阳明者，五脏六腑之海，主润宗筋，宗筋主束骨而利机关者也……阳明虚则宗筋纵，带脉不引，故足痿不用也。”

《厥论》曰：“阴气衰于下，则为热厥”“脾主为胃行其津液者也，阴气虚则阳气入，阳气入则胃不和，胃不和则精气竭，精气竭则不营其四肢也。此人必数醉饱以入房，气聚于脾中不得散，酒气与谷气相薄，热盛于中，故热偏于身，内热而溺赤也”“阳气盛于上，则下气重上，而邪气逆，逆则阳气乱，阳气乱则不知人也。”

《脉解篇》曰：“内夺而厥则为瘖俳，此肾虚也。”

《调经论》曰：“络之与孙，俱输于经，血与气并，则为实焉。血之与气，并走于上，则为大厥，厥则暴死，气复反则生，不反则死”“血并与阳，气并于阴，乃为炅中”“气之所并为血虚”“上逆则下虚，下虚则阳气走之，故曰实矣”“阳盛生外热奈何？岐伯曰……卫气不得泄越，故外热”“病在血，调之络；病在气，调之卫；病在肉，调之分肉。”

根据上述理论，运用揆度学术，处方如下。

[一诊] 六脉濡大，舌苔淡黄，湿入脾之大络，阻住消化机能，四肢颓废不用，是名“脾风”，不可混称中风也。应调络祛湿为治。

姜炒橘络六钱　炒丝瓜络四钱　白茯苓一两　扁豆炭五钱　炒白芍八钱　陈藿香三钱　炒当归三钱　六神曲一钱五分　远志炭五分　陈泽兰三钱　制菟丝子七分　络石藤二钱

[复诊] 六脉已起，惟肝独沉，舌苔黄糙，津液内枯。肝沉，故神经不能收束；液枯，故内脏觉燥。象证甚明，病状轻减，若以“脑出血”为治，能无误乎？

炒白芍一两　炒当归三钱　白茯神一两　金石斛四钱　陈泽兰三钱　陈炒香橼六钱　远志炭五分　桑枝三尺　姜炒橘络六钱　姜半夏一钱

[三诊] 六脉左沉右迟，舌苔厚黄，类中风之证，脾胃有余，传化不足，致血为气并，因而四肢不用，语言难出。法以“动”为治，应引血归心，清析行脾。

生白芍一两　朱茯神八钱　白芷一钱　佩兰三钱　当归头三钱　炒陈佛手六钱　天麻一钱　络石藤一钱五分　茜根炭五分　羌活七分　熟枣仁一钱五分

[四诊] 六脉左肝已起，心肾尚迟，右脾稍平，三焦大实，肠胃未清，舌苔黄厚，气化窒滞，酸臭时闻，此与伤寒病在阳明相似。证状益轻，应宁心背以收筋骨，和肠脾而清内栓。

朱茯神八钱　熟枣仁一钱五分　当归头三钱　茜根炭五分　炒陈香橼六钱　炒枳实一钱　天麻一钱五分　羌活一钱　陈藿香三钱　陈胆星七分　炒丝瓜络四钱　炒白芍一两

[五诊] 六脉沉迟，趺阳脉弱。沉则为寒，弱则为结。舌苔黄厚中灰，大溲先黄后黑，必须黑粪尽下，肠胃方见清明。应宣通脏腑而利机关。

白茯苓四钱　朱茯神四钱　当归头三钱　生白芍一两　炒陈香橼六钱　熟枣

仁一钱五分　天麻一钱五分　姜南星七分　威灵仙一钱　川郁金七分　炒柴胡三分

［六诊］　六脉迟平，趺阳脉起。平则为和，起则为行，是血气周转，故言语少楚也。舌苔黄厚，小溲亦黄，四肢尚不能如意，经络未舒也。应宁心和脉，控脾调冲，主桔梗饮。

桔梗三分　陈佩兰一钱五分　羌独活各五钱　盐炒橘络六钱　天麻钱五分　秦艽一钱　姜南星七分　当归头三钱　朱茯神五钱　熟枣仁一钱七分　蒸夜交藤一钱五分　络石藤二钱　莲须三钱　酒白芍八钱

［七诊］　六脉迟平，左肾沉涩，趺阳脉平。迟则为寒，涩则血少，因气多于血，故营泣卫除。舌苔淡黄，言语日楚，是窍已开而舌转也。应先调和心脾，豫清声带。

制菟丝子一钱五分　陈萸肉一钱五分　炒陈佛手四钱　炒橘络三钱　姜半夏七分　当归头三钱　酒白芍一两　秦艽一钱　天麻一钱五分　淮牛膝五分　朱茯神六钱　蒸夜交藤一钱五分　海风藤一钱

［八诊］　六脉左平右实，舌苔黄焦，血少而气有余，脾强而肝不足，因而相胜相争，卒至相夺。权衡揆度，应泻脾肺之偏胜而扶肝肾之亏损。

制菟丝子一钱五分　炒仙灵脾一钱　炒橘络四钱　姜半夏一钱　当归身三钱　茜草根三分　朱茯神六钱　熟枣仁一钱五分　陈佩兰三钱　桑白皮一钱　炒枳实一钱　淮牛膝一钱　独活七分　天麻二钱

［九诊］　六脉沉迟，舌苔黄厚，大溲甚畅，下肢觉疲，晚间不能多睡，右半身筋节懈弛，未能收束，惟邪客已驱。应调和脏腑以起衰废，鼓脏汤主之。

炒陈香橼　炒陈橘络　扁豆炭　金石斛各四钱　当归身　莲花须各三钱　朱茯神　生白芍各六钱　破固脂　破川贝　熟枣仁各一钱　陈胆星　茜根炭　远志炭各七分

［十诊］　六脉左平右滑，且皆有力，舌苔黄白相间，脏气未知，惟语言清楚，上肢亦较灵活，病状已觉减轻。应宁脏和中，柔肝纳肾。

盐僵蚕三分　炒橘络五钱　姜半夏一钱　破浙贝一钱　远志炭五分　制菟丝子一钱五分　破固脂一钱　茺蔚子七分　当归身三钱　茜根三分　生炒白芍各六钱　抱茯神一两　熟枣仁一钱五分

加豨莶一钱，三蛇胆陈皮二分。

［十一诊］ 六脉沉迟，舌苔淡白，夜间不能入睡，由于心脏虚悬，肝胆不宁。应引血宁心，平肝疏胆。（内风之证，不宜多睡，《千方》有醒睡方①）

朱茯神四钱 生熟枣仁各七分 陈炒佛手六钱 金石斛四钱 白茯神六钱 茺蔚子一钱五分 生白芍一两 龙胆草三分 莲花须三钱 蒸何首乌一钱五分 当归身三钱 茜根炭三分

［十二诊］ 六脉皆匀，心肾尚弱，舌苔黄淡，胃气渐和。应引血宁心，生精柔肾，以活动上肢为先着。

当归须一钱 当归身三钱 莲花蕊三钱 炒橘核七分 补骨脂一钱 炒陈佛手四钱 蒸何首乌一钱五分 金石斛五钱 生白芍一两 熟枣仁一钱五分 草龙胆三分 炒槐米五分

［十三诊］ 六脉尚平，心肾犹弱，舌苔黄腻，脾气未降，故上肢未能大活。应宁心肾，调脾络以起衰振颓。

巴戟肉七分 生白芍一两 莲花蕊三钱 炒香橼六钱 陈萸肉三钱 柏子仁三钱 白茯神一两 姜竹茹七分 当归身三钱五分 熟枣仁一钱五分 络石藤一钱五分 金石斛四钱

［十四诊］ 六脉右大于左，舌苔淡黄，舌本亦斜于右。此为三阳独胜之候，惟面色皮肤皆和，虽四肢未复原状，可巩心脾以起之。

当归身四钱 干地黄三钱（细辛一分，打） 朱茯神八钱 茜草根七分 炒陈橘络六钱 茺蔚子一钱五分 炒白芍一两 陈胆星七分 蒸何首乌一钱五分 煨天麻一钱 远志炭五分 熟枣仁一钱 生龙骨一钱五分

［十五诊］ 六脉右大于左，在男为顺，舌苔黄淡，脏腑内寒，不宜饮食冷物，以冷涩血故也。应和肠去滞，行血柔筋。

炒陈橘络 炒陈香橼 当归身 陈藿香各三钱 白茯神 炒白芍各一两 炒扁豆 炒丝瓜络各四钱 熟枣仁 制菟丝子各五分 羌活七分

［十六诊］ 六脉右部息匀，左肾独沉，舌苔黄干，舌本较正。舌为心苗，前因心脏横厥故肝胆内缩，脾络上干，近已比平，更当平之，以起弛废。

①《千方》有醒睡方：《千金翼方》中有“镇心省睡益智方”记载。

甘杞子三分　羌活七分　姜南星一钱　茺蔚子　熟枣仁各一钱五分　当归身　省头草各三钱　白茯苓　炒白芍各一两　炒陈橘络六钱

［十七诊］　六脉左部迟平，右关双弦而濡，舌苔正黄，微有咳嗽。因脾析已降，而肝肾犹怯，故肺气未和，右脚虚肿。应扶肾柔肝，调脾畅肺，以生精行血，祛湿理冲。

干地黄（细辛一分，打）　当归身　湘莲肉各三钱　熟枣仁　补骨脂　破麦冬各一钱五分　陈胆星　木通各一钱　炒白芍一两二钱　破川贝　抱茯神一两

［十八诊］　六脉比较，心肾为弱。舌苔黄润，舌为心苗，黄为胃气，微黄而润，是胃渐和也。胃主宗筋，束筋骨而利机关，胃和则右肢当日行活动。应巩心肾而调胃络。

白茯神一两　当归身　蒸葳蕤　干地黄（细辛一分，打）　柏子仁各三钱　炒陈香橼四钱　巴戟天　陈萸肉　煨一智　熟枣仁　破川贝各一钱五分　陈胆星青木香　黄木通各七分　茜草根五分

［十九诊］　六脉右大于左。舌苔淡黄，下肢活动，上肢无力，阴陷于阳，血为气并，上先受之，所以肝肾先复，心肺后从。应宁心以合脉，畅卫而调营。

蒸葳蕤　熟枣仁各一钱五分　当归须　潼夕利各一钱　当归身　莲花须各三钱　青桔梗　明羌活　茜草根各七分　防风梢五分　白茯神　炒白芍各一两　干淮山　炒橘络各四钱

［廿诊］　六脉左起右平，舌苔明润，右肢筋节懈弛，上胜于下，非气不扬，乃血未敷也，《经》云“手得血而能握，足得血而能步”。应补血以调筋，生精而填髓。

全当归　干地黄（细辛一分，打）各五钱　乳蒸茯神　酒炒白芍各一两　威灵仙　茜草根各一钱　骨碎补三钱　补骨脂一钱五分　羌活七分

［廿一诊］　六脉右大于左，肾部独沉。舌苔正黄，胃气已复，下肢日和，上肢自腕至指，尚形麻痹，此为血未达也。应活血以行之。

当归头五钱　制菟丝子一钱五分　白茯神一两　酒白芍一两　巴戟天一钱　姜半夏七分　干地黄（细辛一分，打）四钱　羌活一钱　炒橘络三钱　钩藤钩二钱

［廿二诊］　六脉右大于左，肾气不沉，是血将行脉梢之征。舌苔黄润，胃气协和，是为血气平亭之象，病证脱体可期。应扶持内脏以鼓肌

肉而张筋骨。

制菟丝子一钱五分　络石藤　明羌活各一钱　酒白芍　白茯神各一钱　干地黄（细辛一分，打）　瓜蒌根各四钱　当归身　炒佛手各六钱　炒柏子五钱　蜜麻黄三分　钩藤钩二钱

［特诊］（连服二剂）：六脉弦数而虚，舌苔灰绛而淡，全身震战，发热恶寒。重病未愈，不宜吹风，僻巷冷风，尤为禁忌。诚恐内外合邪，中支兰脏，法以行血去风，和中解表。

当归头五钱　白茯苓八钱　香薷一钱五分　羌活七分　酒白芍一两　盐炒橘皮六钱　扁豆炭四钱　陈佩兰三钱　陈藿梗三钱　姜厚朴一钱　防风一钱

［廿三诊］六脉虚而无力，舌苔淡黄，微有汗出，此为自汗，与发汗、盗汗大不相同，病证转机在此。应调和脏腑，顺从气血。

米炒党参　炒当归身　制菟丝子各一钱五分　抱木茯神　扁豆炭　炒白芍各四钱五分　盐炒橘皮　炒柏子仁各三钱　煨诃子　蒸何首乌各一钱　茜根炭七分

［廿四诊］六脉虚弱，舌苔黄干，微有汗出，小溲带赤，因前天外感之后，中气薄弱，心脏不宁故也，但无大碍。应宁巩心肾，生津敛液为治。

北五味子三分　炒橘络四钱　炒扁豆四钱　制菟丝子一钱五分　熟枣仁一钱五分　姜半夏七分　莲花须三钱　炒白芍五钱　米炒党参三钱　抱茯神一两　炒柏子仁三钱

［廿五诊］六脉微平，左部较弱。舌苔微黄，机关渐利，外感已无，肾阳亏损，小溲浓赤，耳中数鸣，口渴思饮，虽上肢未灵活，然病将脱体，最要为节嗜欲，慎风寒。

炒蔓荆七分　炒橘皮四钱　炒扁豆四钱　莲花须三钱　陈萸肉一钱五分　姜半夏七分　熟枣仁一钱五分　抱茯神一两　制菟丝子一钱五分　远志筒五分　米炒党参三钱　青木香七分

［廿六诊］六脉迟平，右大于左。舌苔黄干，脾焦不舒，外感虽去，中气复虚。因发寒热，先寒后热，热多寒少，是为脾寒，亦同痎疟，所谓“卒病”也，应先治之。

炒橘络四钱　米炒党参三钱　生淮山一两　银柴胡三分　姜半夏一钱　蒸

何首乌一钱五分　茯苓块六钱　制菟丝饼一钱　补骨脂一钱　炒香附七分　加姜一片　红枣五枚

[廿七诊] 六脉迟平，与七日前相反。舌苔黄白相间，中带微黑，大肠积滞未清。病原由于“血为气并内夺而厥”，今气反虚，是互相和谐，为病象将愈之候，不得以其变更而不明其乘传之理也。大和中饮主之。

生淮山一两　白茯苓块六钱　炒陈橘络五钱　米炒党参三钱　蒸何首乌　炒陈香橼　真六神曲各一钱五分　补骨脂　醋炒青皮　姜半夏各一钱　制香附米七分　炒橘核五分　北五味子　小茴香各三分　制乌梅　碎荔枝核各三个　加姜一片　红枣五枚

[廿八诊] 六脉至今方始平匀，左右若一。舌苔黄底白层，黑色渐退，脾脏余寒未尽，尚有微寒微热见证，此寒热除后，病症即当脱体。应和中以暖脾肠，生津以扬肺气。

生淮山一两　白茯苓块六钱　炒橘络四钱　米炒党参三钱　陈藿梗　蒸白首乌各一钱五分　煨一智　姜半夏　补骨脂各一钱　制香附七分　炒橘核　煨草果仁各五分　甘杞子　小茴香各三分　制乌梅三个

[廿九诊] 六脉息至尚匀，但犹无力。舌苔黄淡，胃气已行。胃为五脏六腑之海，犹主宗筋，束筋骨而利机关。应健心以和脉，缩胃而强筋。

北五味子三分　煨草果仁五分　煨肉豆蔻一钱　熟枣仁一钱五分　白茯神一两　蒸何首乌一钱五分　米炒党参三钱　炒当归身一钱五分　茜草根七分　炒橘络五钱　炒橘核七分　姜半夏一钱　补骨脂一钱　炙内金粉五分　生淮药一两五钱

加生姜一片　红枣五枚

[三十诊] 六脉左沉右迟，脉根虽巩，但犹无力。舌苔黄淡，胃纳平常，脾寒虽已，中气尚虚，故右肢酸软也。应煨肾以暖真阳，调胃而充四末。

煨一智仁　补骨脂　熟黄精　姜半夏各一钱　制菟丝子　真六神曲各七分　米炒党参　炒扁豆各三钱　炒陈橘络四钱　炒白芍五钱　陈藿梗　陈佩兰各一钱五分

［卅一诊］ 六脉迟平而滑，舌苔干白少津，病证行将脱体。右手依然无力，乃气不能注筋，筋不能束骨也。应大补心肝肾以强筋脉骨。

蒸续断七分　甘杞子　北五味子各三分　米炒党参　淡苁蓉各三钱　五加皮　制菟丝子　煨一智仁各钱半　抱茯神一两姜　炒橘络六钱

加生姜一片　红枣五枚

［卅二诊］ 六脉迟平，左大于右。舌苔干白，津液两枯，右臂上僵下软，营气未及指端，所谓“至而不至也”。《金匮》云“脉脱入腑即愈”，斯其候矣。怀归饮主之。

生怀药　抱茯神各一两　酒炒当归　酒白芍　姜橘络各五六钱　制菟丝子　羌活　蒸川续断各七分　巴戟天一钱　米炒党参三钱

［卅三诊］ 六脉息平，左右衡一，舌苔干白，津血尚枯，右臂筋节懈弛，营流未能到指。应引血以柔筋，和津而动节。

酒当归四钱　补骨脂一钱　抱茯神一两　炒橘络四钱　酒白芍六钱　巴戟天一钱　生淮药一两　莲花须三钱　络石藤钱半　蒸续断七分　米党参三钱　防风梢三分

加桑枝尺半

［卅四诊］ 六脉左迟右平，舌苔明淡，气血已和，病证脱体，而上肢无力，右腕非托不行，是骨尚痹也。调骨饮主之。

骨碎补　破固脂各钱半　狗脊炭七分　羌独活各五分　桑寄生一钱　酒当归四钱　酒白芍六钱　生淮山一两　抱茯神八钱

加桑枝尺半

［卅五诊］ 六脉息平，舌苔明淡，血气已和，精神渐复，惟右手软而无力，此筋骨未强也。应疏肝控肾，散骨柔筋。

右虎胫骨一钱　制菟丝子一钱五分　炒橘络五钱　酒当归五钱　络石藤一钱五分　骨碎补三钱　酒白芍六钱　蒸葳蕤一钱五分　独活七分　抱茯神一两　干山药一两　威灵仙七分　米炒党参三钱

［卅六诊］ 六脉息平，舌苔明润，中气已扬，元神亦复，而右手从腕至桡尚未能活动如意。呼骨饮加味。

桔梗　炙乳香各一钱　蒸百合　络石藤　蒸首乌制　菟丝子　右虎胫骨各钱半　骨碎补三钱　炒橘络　酒当归各五钱　酒白芍　抱茯神各一两　桑

枝三尺

［卅七诊］ 六脉比前有力，舌苔黄白微干，右手指腕皆稍活动，惟桡骨未能如意，余无他证。应润血柔筋，生精散骨。

抱茯神　酒白芍各一两　酒当归六钱　姜炒橘络五钱　骨碎补三钱　生炒柏子仁各三钱　制菟丝子钱半　独活　郁李仁各七分　大麻仁一钱　右虎胫骨一钱七分　银柴胡三分

［卅八诊］ 六脉柔平，舌苔干白，他病皆愈，独右手无力，不能持物，此非血气未至，乃属筋惫髓空。应补骨生髓，补脑舒筋。

白云母　白蒺藜　白茅根　破固脂各钱半　狗脊炭　威灵仙各七分　酒白芍一两　酒当归六钱　茜草根　络石藤各一钱

本证自六月下旬起至八月初旬止，一日一诊，中间只隔两天未换方。

师云："廿二诊后，病人向晚乘凉，突中外感，至为危殆，幸施治尚早，得免变证，幸也。尔等宜时时警觉，以防一篑功亏。"（门人记）

［按语］ 此案录于《黄溪大案》，一日一诊，一诊一方，一个多月的诊治经过颇为详尽。中风后遗症，能得此疗效，实属不易。陈氏确如病家所言"黄溪先生治证第一肯负责任"。陈氏在实施治疗之前，对病患家属解释病情、预估疗效，语言浅显而风趣，取得病家信任。陈氏以"望、闻、问、切、观"五诊来把握病情，其"观诊"，即揆度，就是揣测、估量病情。

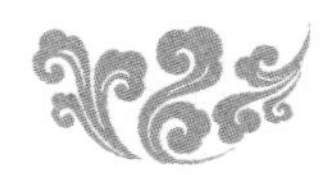

祝味菊方案

医家生平

祝味菊（1884—1951），别号傲霜轩主。祖籍浙江绍兴，出生于四川。祝氏弱冠居成都，随姑父经营盐务。17 岁习医，师从宿儒刘雨笙等。25 岁考入四川陆军军医学堂，曾随日籍教师东渡日本考察医学，归返后供职于成都官立医院。40 岁左右迁居上海，参加上海神州医药总会，设立诊所于法租界，以中医为业。其后，协助朱少坡等开办景和时疫医院，又执教于上海中国医学院。52 岁任上海新中国医学院研究院院长。曾与留美西医梅卓生博士、德国人兰纳博士合作开办“中西医联合诊所”。祝氏汇集自己与学生门人的演讲讨论，成书《祝氏医学丛书十种》，包括《病理发挥》《诊断提纲》《伤寒新义》《医案录粹》等，可惜未全部出版。62 岁祝氏与门人编写了《伤寒质难》，于 1950 年刊行。

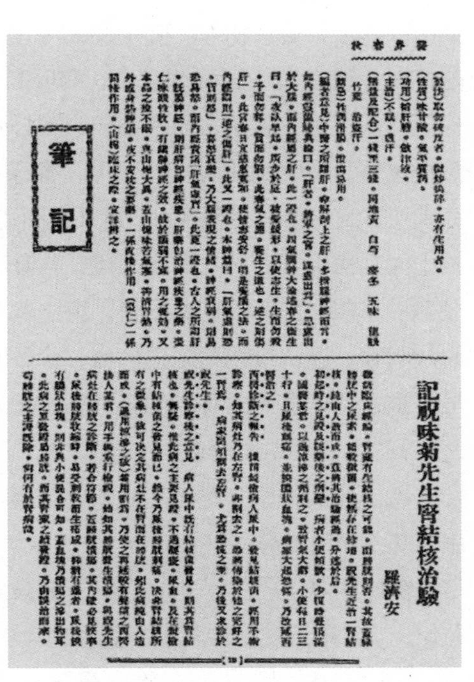

醫界春秋

筆記

記祝味菊先生腎結核治驗

羅濟安

图 31 《医界春秋》1930 年第 49 期中的祝味菊治验

祝味菊的诊治方案传世者很少。《医界春秋》（图 31）等报纸杂志刊有少量治案，1935年的《海上名医真案》、1937年的《上海名医医案选粹》收录了部分祝氏临诊方案。有《祝氏医案录粹存稿》遗于后人，但未曾刊行。当代有学者通过辑佚编成《祝味菊医案经验集》一书，于2007年出版。

方案举隅

治伤寒

案1 医学博士叶君，以研究中药著称于时，1937年期间两度罹患伤寒，第一次治疗一个多月，始恢复常温，但体力不支，精神萎顿，不能进行工作。讵料于恢复期又重患伤寒，白细胞减少，超过其他病人，请西医诊治，确诊伤寒。叶年过五十，二度患此重症，心甚忧之，虑其不能持久。适有大华医院缪护士，与叶君经常共同工作，颇为熟悉，一日探望叶病，看见其状，因介绍曰："君何不请中医祝味菊治疗，余深知其治迹之佳，故竭诚推荐。"叶曰："深蒙关心，余以西医为业，而又属研究人员，何必中医诊治呢！"遂又邀同道多人，注射服药，仍无寸效。缪护士闻其病未曾好转，遂又探望，其时叶君体力难支，答言其少，缪曰："疾病倘旷日主，恐变生不测，悔之晚矣。"叶君有所感，勉强坐起曰，愿候明教。遂请祝味菊医生诊治，诊后即曰："君所患者确系伤寒，症状虽不重，惟体虚可虑耳，倘服吾药，无人从中掣肘，则指日可愈。"叶问之曰："敢请几旬可治愈？"祝曰："十日可愈也。"叶虽不言，但表现怀疑之态，顾虑祝医生是否言过其实。缪在旁为之证明祝言可信，始同意服中药。祝氏处方：

黄厚附片（先煎）12克　人参（先煎）9克　黄芪15克　川桂枝9克　炒白芍9克　活磁石（先煎）30克　生龙齿（先煎）30克　朱茯神9克　酸枣仁12克　姜半夏9克　陈皮9克　淮山药12克　炒麦芽12克

服药二剂，体力稍强。再服三剂，更为好转。及至第六天，叶氏体力增强，下床步履，并不吃力，饮食亦香，精神愉快，喜曰："中国医药疗法，颇有研究价值。"遂再请祝出诊，并欢迎于室外曰："今日邀君至舍间，一为向师请教，二为请君再度诊治，以善其后。自服君药以来，日渐其好，效如桴鼓，而君能限期愈疾，佩服，佩服！何其效果之佳也！"祝曰："然则西医用血清治病者，屡有特效，亦何故耶？"叶曰："此无他，为增进人体之抵抗力而已。"祝欣然曰："中医疗病之原由，亦应作如斯观，增强人体抗力，缩短疗程耳。"叶曰："中西医实殊途同归。"两人志同道合，遂称为医友。

［按语］伤寒为急性传染病，祝味菊用黄附块、磁石、麻黄、桂枝等中药，以"温潜辛化"的方法治疗，获得了一定疗效，引起医界震动。祝氏治疗疾病，提倡"匡扶正气"为主的本体疗法，尤为重视阳气，认为这与西医用血清增进人体抵抗力是相同道理。在当时社会，中、西医之间不仅有论争，也有汇通。在中西医交流的过程中，祝氏的扶阳思想与本体疗法为中西医家所赞同。祝氏曾提出"术无中西，真理是尚""苟能融会中西，探索真理，不通则已，通则豁然开朗，如登泰山之顶而望日出，气象万千"。

案2 民国十五年，余自成都移壶来申，襄办景和医科大学。朱君少坡，引小圃长子伯远来，从余学医。其明年，伯远以病告，视之，正伤寒也，与麻桂辛温宣发之方。小圃惧其峻，阳言已服。诊数日，仍无应手之象，心窃疑之，旦旦临诊，而病势日重，百般思维，不得其解。

一日又往诊视，适小圃外出，余徘徊室内，苦索其药病不应之理，忽见案头置有药方一纸，睨视之，则泻心之类也，于是恍然大悟，遂即引退。比晚小圃来电道歉，因问之曰："案头药方，是伯远所服欤？"曰："是众道友评议之方也。"余曰："此方不妥，阁下其审慎之。"小圃谢曰："今已服矣，尚无不合。"余又曰："慎之，郁极必扬，今宵或有猝变欤。"

翌晨竟无消息，午后再往访视，则诸医皆在，济济一堂，僮仆栖遑，客有愁容。西医谭以礼等亦与焉。小圃神色沮丧，惘然若失，见余至，蹙额而迎曰："伯远昨晚发厥，至今未醒，顷又增搐搦，如之何其可也？"言已，唏嘘不止。未几看护出，告小圃曰："顷间予服紫雪丹，数下不得入。"客皆同声嗟叹，小圃悲从中来，亦潸然泪下。余曰："药未入口，如此亦佳。"众咸愕然。

少坡走辞，余起送之。小圃曰："兄亦去乎？"余："否，吾将少待。"小圃遂携余入一小室，愀然而悲曰："伯远尚有望乎？"余曰："不惧吾药，非无望也。"小圃悚然动容，长揖而谢曰："伯远是吾子，亦阁下之徒也，可以为父师而坐视不救乎？虽毒药不敢辞，惟阁下图之。"因为处强心扶阳诸药，倍增其量而与之，曰："速为配就，吾将督煎也。"煎次，即嘱看护如法顿服。旋进晚膳有顷，余问小圃曰："药已服否，药后动静如何？"答曰："犹未也。顷间众医会商，佥谓用药太峻，安危存乎一线，且缓待之，明晨再议可乎？"余曰："此何时耶，病笃若斯，岂可耽延？"小圃曰："家人怯，不敢服也。"余滋不怿，质之曰："家必有主，君之家主为谁？君固方寸已乱，然吾不能坐视吾徒之枉死于病也。伯远服师药而亡，吾不复言医矣。"

于是径命看护灌药，亲视其咽服。初服吐不纳，再服下少许，三服则未吐。余曰："此犹未足，再煎一服。"尽二剂，犹无动静，余恐药力未到，心力先溃，因请于谭医，即予注射强心。谭医辞曰："高热如此，昏聩如此，脉微如此，强心注射，恐非宜也。"余曰："但注小量，愿负全责。"于是召诸看护，告以调护之法，即令肃清病房，摈退杂人，虽其生母亦不留。由是戚党哗然，唧唧私詈曰："何来野郎中，不近人情若斯。"

小圃欲备车送余归，余曰："夜已深，今宵不复行矣。"小圃局促不安曰："然则当为备榻。"余曰："且小坐待之。"小圃假寐，余亦假寐。夜半，看护匆匆来速小圃去，小圃矍然惊愕而起，余固睨及，因亦不语。未几，小圃入，见余未醒，则亦默坐。少顷余佯作伸欠，问小圃曰："何如？"小圃捧拳而谢曰："顷伯远已醒，顾看护曰：'吾欲见阿父。'余趋视之，彼哽咽悲诉于吾曰：'儿苦甚，许多褴褛无赖，曳我入井，吾虽挣扎，力不胜也。忽来大胖子，力驱群丑，拯我出井。我今遍身疼痛，如受鞭笞'云。"余笑曰："何物群丑，困人若斯。大胖子者，大附子欤。

邪机出表，安得不痛？”因再处方而归。

次日终朝未厥，搐搦亦平，汗未出，热未降。再予前法出入进服，汗出热减，身痛乃解，三日神志尽复。自言左胁下作痛，家人延西医牛惠霖诊之，云是肋膜炎，且已成脓，非开刀不可。余入语小圃：“牛言恐有未确。”因顾谭医曰：“此项胁痛，当是汗出局部受寒之故，即有炎症，亦未必化脓也。牛医何时来？余当面询之。不然则先行抽水化验，以昭郑重。”谭然之。

翌日再往，则牛医已去，且已割开表皮，言脓在内膜，必须剖肋，最好住院，今因病重，姑与内服，令脓下泄。余询谭医曰：“肋膜之内，即是胸腔，胸腔之脓，循何道而可下泄，愿请教焉。”谭医谢曰：“此牛医敷衍之语耳，不意遭遇阁下，遂有失言之窘也。”余返顾小圃曰：“伯远今已厥回神清，渡过危机，今而后余不复问讯矣。”小圃惶惶相谢，大啐主持割治者，即命其东宅夫人担任监护之责，以坚信任。于是继续服药七日，热退痛消，调理月余始痊。

小圃原为时方论者，经斯认识，于是一反过往作风，得心应手，遂有祝派之称。其后，次子仲才，亦从学焉，盖体认有得也。一代名医，行道数十年，犹能从善若流，亦足多已。

［按语］此案为祝氏回忆自述，录于《伤寒质难》。患者是近代儿科名医徐小圃长子徐伯远。本案中祝氏力排众议，以辛温峻剂治愈徐子伤寒危险重症，由此徐氏也改变了自己的用药观念。西医谭以礼，是圣约翰大学医学博士，与徐氏相交。

治肺结核

有樊君者，年三十岁左右，生活不守常规，迟睡晏起，烟酒不断，为日既久，由失眠开始，继先咳嗽，午后低热面赤，不以为意，不久咳嗽增剧，痰中带血，失眠更甚，终日头昏目眩，四肢无力，延医诊治。西医诊查为肺结核病，局部继续浸润，按时服雷米封，未见起色，病人忧恐，改延中医诊治，连服平肝润肺清热止血之剂，形体日瘦，体重减轻，精神萎顿，饮食少进。改请祝师医治，祝诊后即曰：病虽重笃，非不治之症，中医治肺结核病，用健脾益肾之品，以提高抵抗力，病常可转危为安。处方：

黄厚附片 18克（先煎） 党参 15克 炒白术 12克 姜半夏 12克 陈皮 9克 白豆蔻 9克 炒麦芽 12克 茯苓 12克 活磁石 30克 当归 12克 炒白芍 12克 川桂枝 9克

服药三帖，始则胃纳渐馨，食物有味，但低热未退，有时见红，病人面有惧色。祝曰：不能改弦易辙，病属阴阳俱虚，应用甘温除大热之法，则低热咳血自瘳。处方：

黄厚附片 18克(先煎） 人参 12克 大熟地 18克 川桂枝 9克 炒白芍 15克 青蒿 9克 炮姜炭 9克 茜根炭 9克 活磁石 30克（先煎） 生龙齿 24克（先煎） 淮山药 12克 山萸肉 9克 枸杞子 9克

连服六剂，低热减，咳血止，照原方加仙灵脾 12 克，仙茅 12 克，再服多剂，眠安，低热退清，面色转正，改服紫河车粉 6 克，每日两次，服一个月后，体重增，健康恢复。祝尝曰：紫河车亦治肺结核之妙药，病虽大愈，毋忘常服紫河车。

［按语］ 肺结核，古称肺痨。近代医家认为肺痨多从肺阴亏虚论治，“平肝润肺、清热止血”是通常的治疗方法。本案病者久病而出现“形体日瘦，体重减轻，精神萎顿，饮食少进”的症状，应该已是阴损及阳，所以通常的治疗方法难以获效。祝味菊采用甘温健脾的方法治疗，即便病者面有惧色，祝氏依然坚定鼓励治疗，最终药到病除。

治肾结核

征诸临床经验，肾脏有生结核之可能，而膀胱则否，其故盖缘膀胱中之尿素，能杀微菌，使无存在余地。祝先生近治一肾结核，纯由人造而成。兹将其治验经过，分述于后。

初起时之见证，及误药后之病变：病者小便频数，少腹时觉胀满。国医某君，以过凉渗之剂利之，致肾气大亏，小便每日二三十行，且尿后刺痛，并挟脓状血块。病家大起恐慌，乃改延西医治之。

西医诊断之报告：据谓镜检，病人尿中发现结核菌，经用手术诊察，知其病灶乃在左肾。非割去之，恐将传染于他之完好之一肾焉。病家闻须割去左肾，尤为恐慌之至，乃后又求诊于祝先生。

祝先生诊察后之意见：病人尿中既有结核菌发现，则其为肾结核也无疑。惟此病之主要见证，不过腰酸、尿血及在镜检中有结核菌之发现而已。然今乃尿后膀胱刺痛，决非肾结核所有之征象，故可决定其病灶不在肾而在膀胱。矧此病纯由人造而成（过用凉渗之故），奚用割焉。乃使之再延较有声望之西医法人某君，用手术重行检视，始知其膀胱发生溃疡，与祝先生“病灶在膀胱”之诊断若合符节。盖膀胱溃疡，其内壁必见狭窄，尿后膀胱收缩时，易受刺戟而生痛感。抑尤有进者，尿后挟有脓状血块，则非与小便混合可知。盖血块乃溃疡之渗出物耳。此病之原发证属膀胱，而其肾脏之继发证乃由误治而来。苟膀胱之主证既除，尚何有于肾病哉？

主方：宜进温补之剂，以增加其新生力，俾其原有之病灶逐渐消灭于无形。药用附子、巴戟、熟地、杜仲、故纸、龙骨、鹿角霜等品，而附子竟用至五钱，故纸用至七钱之多。

此病经过八阅月，服祝先生方四十余剂，现每日小便缩至五六次，尿时痛亦锐减，向愈之期当不远矣。于此可见，西医诊断亦有高明与不高明者。而其治法，仅知肾病割肾，诚笨伯也哉。不佞以菊先生此次治验，于诊断上固有特殊卓识，而于疗学上亦有相当贡献，故乐得而为之记。

［按语］ 祝氏治病好用温热重剂，擅用附子，人称“祝附子”，对近代沪上医学产生了较大影响。此案为祝氏门人罗济安所记，发表于《医界春秋》1930 年第 49 期，文字之间尽显学生对老师的赞誉。

治不寐

夫失眠症之原因，普通皆谓心肾不交，血虚而魂不安脏等之故。本篇之失眠症，乃祝味菊先生别出心裁治疗之一病也，特记之以告读者。

浙人石某之妻，患失眠症，延中医治疗罔效，因来沪就西医名手诊治，谓为神经衰弱，服安眠药遂能睡。但药量须逐日递增，药停则不眠如故。改就三四医诊治，经过三月余，病情仍复如是。石某遂感长此以往，恐生他变，因决然出离医院，延请国医祝味菊先生诊治。当时病状为渴饮欲冷，腹满不纳，肢酸而背微恶寒，起立则头眩不能自主，脉象沉细滑，舌润无苔，其人素体不肥，虽三月余纳少不眠，而肌肉亦不消瘦。祝味菊先生乃先辨其寒热虚实，以推究其所以失眠之原因。证诸《金匮》，夫心下有留饮，其人背寒冷如掌大；又胸中有留饮，其人短气而渴，四肢历节痛；脉沉者，有留饮。此足见其渴饮欲冷者，水停心下，心阳阻遏，水津不能上布也；起立头眩者，水聚于中，清阳不得上升也；腹满少纳而神不安者，胃不和也。饮邪非湿浊熏蒸，故舌润而无腻苔也。失眠之因，决为留饮所致，乃援用《金匮》之小半夏加茯苓汤加味。方用：

半夏一两五钱　朱拌茯苓八钱　橘红三钱　竹茹二钱　姜汁一小匙

一剂即睡眠二小时。次日复诊，就前方增远志一钱，枳壳二钱，命服二剂，即能眠四五小时，三剂即能起行就诊。更方数剂而痊。

按：斯病因水为患，以致神不安而失眠。故西医用安眠药，实与病源无关。今治其因，故神得安而能眠矣。是以为医者，治病当求其本，不可见病治病而不求其所以然也。若祝先生之治此证，能抛弃一切治失眠之成法，而独于背微恶寒处，断其为留饮，诚治失眠之法外法矣。

［按语］ 这是中国医学院学生张友琴发表于《医光》1928年第1卷第1期的一则祝味菊治验。此案处方用药精准狠，收效快。半夏用至一两五钱，茯苓用至八钱，都远远超过了二钱、三钱这样的常用剂量。这张处方药味少而药量大，就达到了药力专而宏的效果。

治崩漏

侯妇，年三十余岁，月经无定期，或提前，或错后，或一月两行，头昏心烦。一次在持重劳动后，忽然面色鲜红，头昏心悸不能支持，自汗不止。随后月经成块而来，色紫量多，头昏心悸更甚，面色转为㿠白。遂请祝医生诊治。祝曰：“经崩脉虚，体质素差，有虚脱之危险，应予急救。”于是以参附补益强心，龙牡潜阳，阿胶、棕榈炭、贯仲以止血，再以培益补血之品。

别直参12克（先煎） 黄厚附片16克（先煎） 生龙骨24克（先煎） 枣仁 黄芪各18克 阿胶（烊化） 陈皮炭 贯仲炭 生白术各12克 大熟地18克 龙眼肉 淮山药各12克 炒麦芽15克

服药一帖后，经崩减轻，血块亦稀，心烦渐减，脉稍有力。以前方加山楂肉9克，当归身12克。经服两帖，血块已稀，心亦不悸不烦，以后月经淋沥不断，此脾虚不能摄血，改以归脾丸，日服12克而瘥。

［按语］祝味菊喜用附子，尤其是黄附片，方案中常常可见此药的使用。据当前学者考证，黄附片的独特炮制方法来自四川，通过添加辅料配伍炮制，使此药物减少毒性，提升温阳的功效。

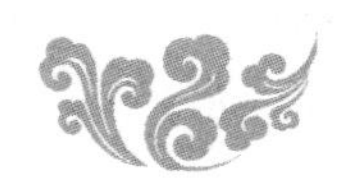

徐小圃方案

治小儿肺炎

治夏季热

治天花

治痞证

治麻疹

医家生平

徐小圃（1887—1961），名放。江苏宝山（今属上海）人。出生于世医之家，尽得其父杏圃之传。弱冠时父亡，即悬壶沪上，设诊所于上海东武昌路，晚年迁居虹口，专业儿科。曾任中国医学院董事长、神州医学会总会副会长等职。热心中医事业，屡捐巨款兴办中医学校及药圃等。因长子患伤寒重症被祝味菊治愈，因而虚心向祝氏学习温阳法，治病重视阳气。徐氏治疗小儿肺炎，每以擅用麻黄取效，故有“徐麻黄”之称。20 世纪 30 年代初，上海夏季多发小儿高热症，徐氏创制温下清上汤治疗，此方为儿内科医家所推广，沿用至今，被编入《中医儿科学》教材。

徐小圃方案由门人传抄整理。20 世纪 30 年代的《医学杂志》《医界春秋》《长寿》报刊登了徐氏治验。1935 年的《海上名医真案》、1937 年的《上海名医医案选粹》均收录了徐氏临诊方案。1993 年后人据《徐小圃经验谈》等抄本整理出版了《儿科名家徐小圃学术经验集》，2010 年再次整理出版《徐小圃医案医论集》（图 32、图 33）。

方案举隅

治小儿肺炎

案 1 陶宝宝。

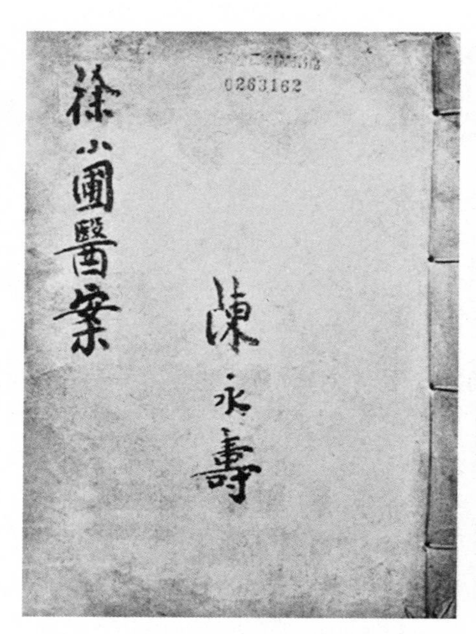

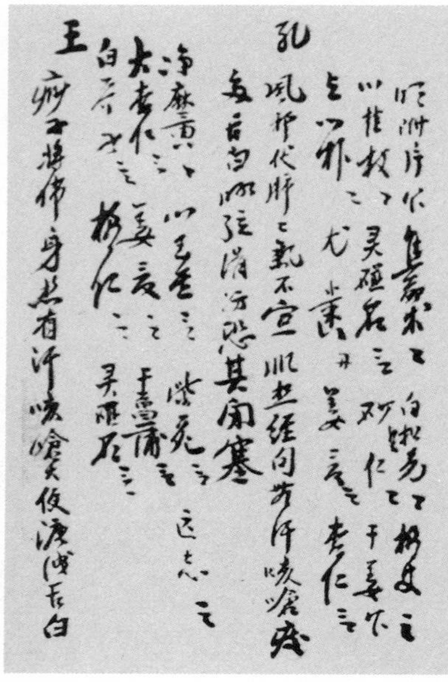

图 32 《徐小圃医案》抄本

毛地黃丁 Tinctura Digitalis，為褐綠色之液體，味苦，對於心臟衰弱所來之水腫[illegible]，用之有效，每次一、〇至一、五

海葱丁 Tinctura Scillae 為淡明黃色之液體，為強心利尿劑，與毛地黃丁合用，其力愈大，每次〇、五至一、〇

苦味丁 Tinctura [illegible] 為淡明黃色之液體，功能健胃，每次二、〇至三、〇

橙皮丁 Tinctura Aurantii 為淡明黃色之液體，有橘皮味，功能健胃，隨味常用之，每次二、〇至三、〇

按此方以[illegible]，毛地黃海葱苦味三丁，為強心，橙皮丁，為橘味劑，蒸餾水，為賦形劑，總之使心筋收縮力強，以增食慾，以血管擴張，以求尿量，用之頗覺有神也。

[illegible]六君子[illegible]在方書殊不[illegible]

小兒肺炎之治驗報告

楊志一

余久不作稿，以[illegible]人之[illegible]，貴在實事求是，非有心得與實驗，何敢妄所論列，致貽[illegible]無補之譏耶。

按肺炎一症，以小兒患之最多，其病名乃近世所習用，余嘗求之於古籍，殆與馬脾風症相似，惟其原因與療法，古人罕有精詳之紀載，致使後之學者，無所適從，每遇斯症，非[illegible]之以不敏，即[illegible]以[illegible]，以是[illegible]，百不一救，[illegible]小兒，死於非命者，不知凡幾，如此[illegible]，豈其症果不治乎，抑因治法[illegible]乎，此則余所疑惑不能自已者。

茲者小女令姑，次女玉姑，不幸[illegible]，余[illegible]與以方[illegible]，乃[illegible]於徐小圃先生，徐先生，兒科名手也，先後[illegible]以[illegible]之法[illegible]，[illegible]以西醫注射，及外治法，結果相[illegible]，亦云幸矣，但此[illegible]中西并用[illegible]，余所[illegible]，[illegible]以溫熱[illegible]之，在中醫治療學上言之，可謂[illegible]大貢獻，在今日小兒肺炎[illegible]之，可謂一大[illegible]是，爰秉學說公開之義，[illegible]情形，及其[illegible]，[illegible]分[illegible]於後，以供同仁之研討。

「其一」小女令姑，年五歲，[illegible]。一日晚[illegible]，[illegible]，[illegible]以其[illegible]，[illegible]。[illegible]胡，杏仁，[illegible]。次日大便已通，[illegible]止，[illegible]，第三日乃急[illegible]小圃先診之，[illegible]，其處方如下。

[illegible]

图 33 《医学杂志》1933 年第 71 期刊登徐氏治疗杨志一医生女儿肺炎案

［初诊］ 风邪客肺，肺气闭塞，肌热一候，有汗不解，咳呛痰鸣，气急鼻煽，神蒙色晄，涕泪俱无，舌白腻，脉浮滑。治以温开，以冀转机。

川桂枝八分　黄郁金三钱　姜半夏三钱　白芥子八分　薤白头钱半　橘红钱半　白杏仁四钱　制南星钱半　川朴一钱　天将壳五只　生姜汁十滴　玉枢丹一分

［二诊］ 热较轻，咳略畅，痰鸣气急，涕泪俱无，舌白腻，脉濡滑。尚在险途，再以温开。

蜜炙麻黄八分　白杏仁四钱　制南星钱半　川桂枝八分　黄郁金三钱　姜半夏三钱　白芥子八分　薤白头钱半　橘红钱半　生姜汁十滴　干菖蒲钱半　天将壳五只　川厚朴一钱

［三诊］ 热较轻，咳不畅，气急鼻煽，涕泪不多，舌白腻，脉濡滑。再以宣息，以冀转机。

水炙麻黄一钱　白芥子八分　薤白头钱半　活磁石一两　白杏仁四钱　制南星钱半　生龙齿一两　黄郁金三钱　炒天虫三钱　姜夏三钱　橘红钱半　天将壳五只　干菖蒲钱半

［四诊］ 肺气略宣，气阳不足，囟陷环青，舌起糜苔，脉濡滑。再以宣熄温下。

黄厚附片三钱　活磁石一两　白杏仁四钱　蜜炙麻黄一钱　生龙齿一两　黄郁金三钱　黑锡丹四钱　白芥子八分　制南星钱半　干菖蒲钱半　姜夏三钱　橘皮钱半

［五诊］ 宗前方损益治之。

黄附片三钱　活磁石一两　白杏仁四钱　川桂枝钱半　黑锡丹五钱　白芥子八分　炙细辛八分　生龙齿一两　黄郁金三钱　制南星钱半　姜半夏三钱　橘皮钱半

［六诊］ 病去阳虚，痰多呕恶，舌白脉软。再以温下。

黄附片三钱　生龙齿一两　朱茯神四钱　川桂枝钱半　姜半夏三钱　白芥子八分　活磁石一两　橘红钱半　制南星钱半　炙百部钱半　川厚朴八分　淡干姜钱半

［七诊］ 阳虚未复，痰湿留恋，舌白脉软。再以温化。

黄附片三钱　生龙齿一两　白芥子八分　川桂枝钱半　姜夏三钱　制南星钱半

活磁石一两　橘红钱半　朱茯神四钱　木蝴蝶七分　淡干姜钱半　远志七分

［按语］近代小儿肺炎多发，据上海东南医学院陈卓人《小儿肺炎之诊断及治疗》（1935）一文，当时肺炎一症为小儿致死之最大原因，小儿肺炎中最多见的类型为小叶型肺炎，5岁以下小儿死亡率达30%以上，常由感冒、麻疹、百日咳等疾病继发肺炎。临证诊断上以呼吸急促、鼻翼扇动为肺炎之确征。

本案患儿发热已五天，汗出而热不解，神识昏蒙，面色发白，涕泪俱无，用麻黄、桂枝、半夏、南星等药辛温宣肺化痰治疗后，热势减轻，但涕泪不多，且出现囟门下陷、口周发青的症状。于是徐氏判断幼儿体质较弱，气阳不足，加用黄附片、黑锡丹、磁石等，渐渐使患儿脱离险境。徐氏以黄附片、磁石扶阳的治法，是受到了祝味菊的影响。

案2　张某某，男，三岁。风邪客肺，肺气闭塞，壮热无汗，咳不扬，气急鼻煽，痰鸣神蒙，涕泪俱无。舌白，脉浮紧。症属棘手，急以辛开。

生麻黄一钱半　川桂枝一钱半　杏仁三钱　白芥子一钱半　制南星一钱半　象贝母三钱　姜半夏三钱　橘红一钱半　远志肉一钱半　生姜汁十五滴（冲）　苏合香丸一粒（研细，鲜石菖蒲三钱煎汤化服）　一剂

患儿服药一剂后，神识转清，乃于原方去苏合香丸，再进一剂。三诊时得汗热减，涕泪俱见，脉紧转缓，乃去桂枝、鲜石菖蒲，麻黄改用水炙，续进两剂而愈。

［按语］本案患儿体质较强，高热而无汗，虽也是痰鸣神蒙，涕泪俱无，但仅服一剂辛温宣肺之药，便神识转清，两剂之后汗出热减、涕泪俱见，再服两剂药就已痊愈。

案3　兹者小女金姑、次女玉姑，不幸迭染肺炎，余苦无经验与良方以谋应付，乃就诊于徐小圃先生。徐先生，儿科名手也，先后均以温开之法为治。同时，得先生之同意，助以西医注射及外治法，结果相得益彰，沉疴立起，亦云幸矣。惟此种中西并用办法，余所独创，而肺炎以温药开之，在中医治疗学上言之，可谓绝大贡献，在今日小儿肺炎流

行言之，可谓一大救星。爰秉学说公开之义，特将治验经过情形及其感想，据实分述于后，以供同仁之评判。

其一，小女金姑，年五岁，体甚健旺。一日晚膳后，咳呛陡作，时欲呕吐。彼时以为偶尔伤风停滞，因用薄荷、蝉衣、前胡、杏仁疏其外邪，枳实、鸡金、导其积滞。次日大便已通，吐逆亦止，热亦不甚。比晚，热势转壮，咳嗽气促，头摇目窜，险象环生，似欲动风。第三日乃急延徐小圃先生诊之，断为肺脑同病，其处方如下。

受寒挟滞，呕吐虽止，肌热不为汗解，咳呛痰鸣，气急鼻煽，神蒙目窜，腑气已行，渴不多饮，舌白腻，脉紧。肺气闭塞，恐其动风。

水炙麻黄六分　葶苈子八分　白芥子八分　制南星钱半　黄郁金三钱　薤白头钱半　紫菀七分　钩藤三钱　干菖蒲钱半　槟榔三钱　蝎尾二支

服一剂后，肺部略觉松动，腑行一次，惟神识未清，肌热未退。其复诊处方如下。

咳呛略畅，气急鼻煽较平，肌热不为汗解，热则烦躁，涕泪尚无，四肢曾冷。舌仍白腻，左脉沉取弦劲。肺气稍宣，厥阴之火横张。

川桂枝六分　羚羊片四分　白芥子八分　制南星钱半　黄郁金三钱　朱茯神五钱　橘红一钱　仙半夏三钱　苦杏仁三钱　干菖蒲钱半　蝎尾二支

服一剂后，头摇烦躁略觉减轻，而气急鼻煽、神蒙目窜依然如故。适友人周君来访，见病势沉重，恐专服汤药，难于济事，乃以西医臧伯庸先生为荐。比经诊视，大约热度在摄氏三十八度五，脉搏每分钟一百四十跳，呼吸每分钟达六十四。据其诊断，当属肺脑同炎无疑。所谓肺炎者，乃肺炎菌侵入肺中，使肺渐硬化，组织窒塞，局部郁血，呼吸中枢调节发生障碍也，图治尚易为力。惟头摇目窜，脑炎部分，实属可虑。嗣验大便，知脑炎乃因肠中蛔虫反射神经中枢所致。遂分二种步骤进治。肺炎方面，则外用芥末围敷胸背以刺戟血管，再敷安福消肿膏以消炎势。复注射“握姆纳丁”四西西以退热及补偿体内耗去之蛋白质。脑炎方面，则内服山道年以杀虫积，又服莸加令、可拉明及几阿苏以强心治咳。行肛门注射以通大便。如此者凡三次，热度脉搏始渐复原状，呼吸咳嗽亦渐平顺。最后大便出蛔虫一条。自此以后，头摇目窜不复见矣。

此小女第一次肺炎治验经过情形之大略也。（附注：时在去年六月间）

按：余纯以学者态度，将该病经过情形忠实记述，毫无中西门户之见。平心而论，西医诊治确有可采之处。截长补短，诚今日中医界切要之图。其中尤有三点，足供研讨。① 臧氏所说肺炎病例，责在肺组织室塞，局部郁血，与徐氏肺气闭塞之说不谋而合。而一则用芥末刺戟血管，一则以芥子、郁金开宣肺气，其治亦同。② 夫小儿急惊（所谓脑炎），每因胃家食积而发生者，恽氏《保赤新书》中言之颇详。兹臧氏谓肠中蛔虫反射神经中枢，亦能发现脑炎症状，可谓更近一层矣。③ 臧氏所谓肺炎菌传入肺中，固为肺炎原因之一，而体力与气候亦不无关系。如商务书馆新出版之《肺炎》一书有云："健康体之肺细胞有杀菌作用，可将吸入肺炎菌扑灭，但缺乏该作用时，即感染而成肺炎。冬天温度激变，肺表面常受寒冷，易减少抵抗力而失杀菌作用，故多肺炎。"其说极是。

其二，小女自六月间患肺病后，体气未复，抵抗力弱，又受冬冷气候激变之影响，以致重染肺炎，症势危急，更甚于前。初则呕吐，并无寒热，咳呛不畅，渴不多饮，而气急鼻煽，与前相若，惟脑症状态未见，即至徐处诊之，其处方如下。

寒风客肺，肺气欲闭，肌热不壮，咳呛痰鸣，气急鼻煽，得饮则呕，舌腻，脉濡数。治以温开。

生麻黄六分　川桂枝五分　淡干姜七分　葶苈子八分　白芥子八分　白杏仁三钱　黄郁金三钱　薤白头钱半　仙半夏三钱　橘皮一钱　天将壳四只（包）

服药之前，先以生姜汁擦其舌，可止呕吐。

服药后，稍稍得汗，咳呛略松，而表阳转虚，肢冷脉微，睡则露睛，虚弱之象显然可见。是晚，遂延臧氏诊之，据彼意见，亦深以脉息细微、心脏虚弱为虑，乃注射樟脑油，并内服获加令、可拉明，汲汲以强心为先，即芥末，此时亦不敢用，恐其刺戟太甚，促心脏之虚脱也。并谓如能每三小时注射强心针一次，尤为妥善。奈余不擅针法，无已，星夜烦老友余不平君充其役，待黎明后，神色稍佳，四肢略温，脉息仍未起色，余固知病势至此，非附桂回阳不可，仓卒间若不能决，因再就徐氏诊之，其处方如下。

肺气已宣，气阳不足，舌润脉软。再以温化。

乌附块三钱　竹节白附八分　川桂枝一钱　淡干姜一钱　白芥子八分　白杏仁三钱　姜半夏三钱　橘红一钱　紫菀七分　生苍术三钱　炙百部钱半

服三剂后，元阳渐复，四肢温，脉息起，涕泪俱有，咳呛未平，因照原方，去紫菀、杏仁，加五味子四分，炙细辛四分。服三剂，诸恙始渐就痊。

此小女于去冬重染肺炎之经过情形也。

按：西医因其脉微，断为心脏虚弱，汲汲以樟脑强心为先务，中医因其脉微，断为阳气不足，汲汲以附桂回阳为要图。其理同，其治亦同。急则治标，缓则治本。二者诚宜相助为理，以造福于人群。何今日中西医界之不相容一至于此耶？余因小女之病，有感及斯。

其三，次女玉姑，因隔离不慎，致染肺炎。起病之初，不过身热咳呛，病在表分，余即用麻黄、杏仁、郁金、半夏、陈皮、生姜等解表宣肺之品，以为一汗可愈。讵服药后，虽微得汗，肌热不解，日晡而气急、痰鸣、神蒙、露睛，逆象毕现，传变之速，出人意外。自知对于儿科经验浅薄，翌晨即就诊于徐氏。彼见余方，谓极对症，惟分量太轻耳。其处方如下。

风邪客肺，肺气闭塞。肌热得汗，咳呛痰鸣，气急鼻煽，神蒙惊惕，舌白腻，脉滑数。拟以温开。

生麻黄六分　活磁石一两　葶苈子八分　白芥子八分　黄郁金三钱　薤白头钱半　制南星钱半　紫菀七分　仙夏三钱　橘红一钱　天将壳四只（包）　干菖蒲七分

服药后，汗亦未畅，而惊惕稍定。一方仍由臧氏注射“握姆纳丁”及外用芥末与安福消肿膏。自朝至暮，症势无大进退，热度亦无起伏。第三日晨。徐氏复诊，处方如下。

气略宣，脉有紧象，再以温开，参以熄肝。

生麻黄八分　活磁石一两　葶苈子八分　白芥子八分　黄郁金三钱　白杏仁三钱　薤白头钱半　紫菀七分　橘红一钱　炒天虫三钱　干菖蒲七分　天将壳四只　生姜二钱

上方加重麻黄分量，旨在开肺。惟服药后，汗仍不多，热反增高

（在摄氏三十九度五）。惊惕虽止，睡则露睛。咳呛稍松，呼吸仍促。下午经臧氏诊视，断为病中必经之过程，无大妨碍。除敷膏外，并注射前药，达六西西。至第四日，热度大减，呼吸平顺，神识亦清，仅日晡稍有余热。嗣服下方二剂，始觉全功。

肺气已宣，气阳不足，风邪留恋，日晡肌热，舌薄白，脉软。治以疏和。

川桂枝八分 竹节白附八分 白芥子八分 白杏仁三钱 黄郁金三钱 制南星钱半 仙夏三钱 橘红一钱 紫菀七分 天将壳四只 炙百部钱半

余述本篇毕，再将感想所及略记一二。① 历观徐氏处方，固从古方（如青州白丸子、小青龙汤、麻黄附子细辛汤）中化出，但其运用温开之法，始终一贯，非有真知灼见，曷克臻此。② 肺炎为急性传染病，传变极速，苟不及早图治，或治而失当，往往陷于不救。病家于此，不可不慎之于始也。③ 世医治肺炎，每喜用麻杏石甘汤，或麻黄扎入芦根管内，结果多不良。余尝百思不解其故，继而见恽氏《杂病讲义》中论及此症，觉其入理之深，辨症之精，得未曾有，且与徐氏温开之旨，深合无间，更可知世医所以不善治肺炎，盖误于风温与肺炎之不分耳。爰录如后，以实吾篇：

“急性肺炎病，初起病证，亦复相同，其与风温症异者，风温多属胃热，而急性肺炎多属肺寒。吾所以为此言者，非从西医书研究而得，乃从病症及药效研究而得。风温初起，即见舌绛唇红燥，以凉胃药与解肌发表药并用，其效如响，故云胃热。急性肺炎初起却舌润，以温药治之，可以曲突徙薪，故云肺寒。又两种病之变化，亦复不同。风温者，热病也，其传变易入阳明。急性肺炎则从肺之支气管而入肺络，继见郁血脑病，其势甚捷，可以自始至终不见阳明症，故是别一种病，不能与风温并为一谈。治急性肺炎，当以麻桂为主，有时当用小青龙，此外感咳嗽之大较也。”

［按语］ 此篇为医家杨志一所撰，发表于《医学杂志》1933 年第 71 期，其中杨氏就中西医学之感想，均从医学理论与临床治疗出发，而无门户之见。杨氏两个幼女症状险象环生，父亲的关切与焦虑之情流露字里行间。在中药未见降热效果之时，急以西医相助，所请臧伯庸亦为上海名

医。在没有抗生素的年代，西医所用疗法主要为物理疗法及药物支持治疗，对于出现心脏衰弱症状者，予以强心药。“握姆纳丁”为非特异性免疫制剂，可增强抵抗力，用于治疗肺炎、流感、疮疡等疾病，退热效果较好，又称为百病注射液。徐氏用药，不同于一般医家，从麻黄、桂枝等辛温宣肺之药入手，杨氏称赞不已。本案治疗，均以中、西医共同治疗，中药有持续性作用，西药有快速见效的特点，两者优势互补，缩短了病程。

案 4

［一诊］ 风邪客肺，肺气不宣，壮热五日，无汗不解，咳呛痰鸣，神蒙气急，风毒密布，昨夜曾有东风之象。舌腻，脉滑数。恐其闭塞，拟以宣泄，即希振声先生方家主政。

生麻黄六分　白芥子八分　白杏仁三钱　橘络钱半　大力子三钱　广郁金三钱　紫菀七分　钩钩三钱　葶苈子八分　薤白头钱半　蝉衣一钱　干菖蒲一钱

［二诊］ 肺气略宣，风痰交阻，喉关左旁脓肿，项间结核，舌苔已化，脉息滑数。再以前方损益治之。

蜜炙麻黄六分　炒天虫三钱　广郁金三钱　生石膏三钱　白杏仁三钱　橘络一钱　大力子三钱　象贝母三钱　海石三钱　海藻钱半　昆布钱半

［三诊］ 肺气略宣，喉关脓肿略退，项间结核未散，适值出齿。舌绛，脉滑数，左弦。风从火化，厥阴之火，恐其横张，再以清开。

蜜炙麻黄六分　小川连五分　象贝母三钱　生石膏三钱　炒天虫三钱　广郁金三钱　大力子三钱　白杏仁三钱　橘络一钱　钩藤三钱　竹沥一两冲珠黄散一分，另服

［四诊］ 肺气已宣，厥阴有火，痰气闭结，音出不亮，项间结核坚硬，舌淡绛，脉右滑左弦。再以两顾。

炒天虫三钱　龙齿一两　橘络一钱　陈胆星钱半　灵磁石一两　钩藤三钱　海浮石三钱　象贝母三钱　赤芍三钱　木蝴蝶五分　西黄醒消丸一钱，开水化服

［按语］ 此篇为医家朱振声所记。病患为朱氏之儿，由徐小圃治愈。此案病症与前案有所不同，出现“喉关脓肿”“项间结核”之症，病势亦为危急，治疗上从一开始的辛温宣泄，随症加入石膏、川连等辛凉清热药及贝母、川沥、胆南星等化痰之药。可惜所列方案只有前四诊，后续

方案未见。

案5 蔡幼。

［一诊］痧邪内陷肺胃，肺气闭塞，肌热有汗，咳呛不畅，气急鼻扇，涕泪不见，牙疳腐烂蔓延，舌黄腻，脉弦数。症情棘手，治以清开。

蜜炙麻黄 3克　生石膏 18克（先煎）　小川连 3克　白杏仁 12克　象贝母 12克　广郁金 9克　活磁石 30克（先煎）　生龙齿 30克（先煎）　甘中黄 9克　连翘 12克　银花 12克　黛蛤散 15克（包）　鲜石菖蒲 9克　绿豆衣 12克　二剂

另：砒枣散外搽牙龈。

［二诊］肺气略宣，热较轻，咳亦畅，气急鼻扇较平，涕泪未多，牙疳腐烂渐化，腑气艰行，舌黄腻，脉弦数。余邪留恋，再宗前法。

照前方去绿豆衣，加瓜蒌仁 12克。二剂。

［三诊］肺气已宣，肌热尽，牙疳愈，尚有咳痰；口渴引饮，舌薄腻，脉弦滑，拟清泄之。

川石斛 12克　生石膏 12克（先煎）　白杏仁 12克　象贝母 12克　连翘 9克　银花 9克　芦根 30克　竹叶 9克　瓜蒌仁 12克　二剂

［按语］此案为麻疹肺炎，且有牙龈溃烂，治疗上不同于前面流行性肺炎，采用麻黄配伍石膏、黄连、银花等清热解毒药。

治夏季热

罗幼。身热匝月，微汗起伏，口渴狂饮，小溲清长，烦躁啮指，彻夜不寐，舌光，脉软数。上盛下虚，治拟兼顾。

黄厚附片 9克（先煎）　小川连 2.1克　活磁石 30克（先煎）　青龙齿 30克（先煎）　天花粉 9克　菟丝子 9克　覆盆子 9克　桑螵蛸 9克　莲子心 2.1克　阿胶珠 9克　鸡子黄 1枚（打冲）

另：蚕茧、红枣各 10 枚，煎汤代茶。

按（陆鸿元、邓嘉成）：患儿病延一月，而见舌光，脉软，是属上盛下虚，气阴两伤，故以附子、川连合龙齿、阿胶珠、鸡子黄，清上温下与育阴潜阳并进。此儿之家属极细心，详细记录患儿每日小便次数，最多的一天，一昼夜竟达 253 次。复诊时诉患儿原来日夜饮水 5 瓶（5 磅保温瓶），烦躁无片刻宁时，服药二剂后，饮水减为3瓶，小便减为90余次，能入寐15分钟左右；三剂后已能安睡，饮水减为1瓶半，小便约20余次。前后三诊，服药十剂而安。

［按语］ 夏季热为1～5岁小儿特有之病，见于盛夏暑季，主要症状为长期发热、少汗、多饮、多尿，入秋后则自行消退，与“疰夏”等病证类似，西医化验检查并无异常。20世纪30年代，上海盛行此病，徐小圃称之为“吃茶出尿病”，认为此病不同于古之消渴症，病机主要是元阳虚于下，邪热淫于上，形成上盛下虚证，创制清上温下方（附子、黄连、龙齿、磁石、蛤粉、天花粉、补骨脂、菟丝子、桑螵蛸、白莲须、缩泉丸）。50—90年代，夏季热的治疗案例报告与医家经验总结颇为丰富，治法除了清上温下之外，还有清解暑热、益气养阴等，以及改善喂养、调摄饮食。

治天花

方幼。

［一诊］ 天花初朝，身热汗微，惊惕，泛恶，腑闭二日，乳蛾肿腐未退，舌薄白，口渴引饮，脉弦数。质小毒盛，七、九二朝最忌痰喘音哑。

嫩紫草9克　牛蒡子9克　象贝母12克　玉桔梗3克　活磁石30克（先煎）　朱茯神12克　赤芍9克　山豆根9克　板蓝根9克　青皮6克　炒山楂9克　净连翘12克　炒山栀9克

［二诊］ 天花三朝，头面稠密，顶平色滞，腑闭未通，舌腻。脉弦数。阳明里实，六朝之前非下不可，否则血液消烁，安能起胀成浆。

嫩紫草9克　鲜金斛12克　鲜生地18克　丹皮9克　赤芍9克　当归尾9克　茯神12克　连翘12克　银花9克　生军9克（后下）　玄明粉4.5克（冲服）　山豆根9克　板蓝根9克

［三诊］ 天花四朝，腑行二次，顶平略起，头面色滞不鲜，喉关蒂丁痘点糜腐妨纳，得饮则呛，舌苔白腻未化，脉息弦数。邪火嚣张，阳明里实显有可征，七、九二朝最忌音哑痰喘发痒。

鲜金斛 15 克　鲜生地 18 克　鲜沙参 12 克　大丹参 9 克　润玄参 12 克　丹皮 12 克　当归尾 9 克　红花 2.4 克　川贝母 9 克　皂角针 9 克　山豆根 9 克　板蓝根 9 克　芦根 60 克　生军 9 克（后下）

［四诊］天花五朝，腑行已畅，略见清浆，头面顶平不起，烦躁略减，得饮则呛，舌苔稍化，脉较软。邪火不清，安能起胀成浆，再宗前方，以冀奏效。

鲜金斛 15 克　鲜生地 18 克　鲜沙参 15 克　大丹参 9 克　润玄参 12 克　丹皮 12 克　当归尾 9 克　红花 2.4 克　川贝母 9 克　皂角针 9 克　竺黄片 9 克　干地龙 9 克　山豆根 9 克　紫地丁 12 克　芦根 60 克

［五诊］天花六朝，遍体起胀，皮薄浆清，顶平色滞，烦躁虽减，水呛音微哑，舌苔垢腻，前半赂化，脉弦较软。邪火充斥，不克起胀成浆，内陷可虑，能安度九朝不喘则佳。

鲜金斛 15 克　鲜生地 18 克　鲜沙参 15 克　大丹参 9 克　润玄参 12 克　红花 2.4 克　川贝母 9 克　皂角针 9 克　桑白皮 4.5 克　炒甲片 4.5 克　竺黄片 9 克　干地龙 9 克　山豆根 12 克　珠黄散 0.3 克（另服）

［六诊］天花七朝，皮薄浆清，头面发痒搔破，不能安寐，舌苔前半得化，根薄腻，脉转弦缓。质小毒盛气虚，再以清托并进，以冀转危为安。

黄芪皮 9 克　鲜金斛 15 克　鲜沙参 15 克　大丹参 12 克　茯神 12 克　川贝母 9 克　皂角针 9 克　炒甲片 4.5 克　炒山楂 9 克　竺黄片 9 克　干地龙 9 克　紫地丁 12 克

［七诊］天花八朝，清浆渐浓，头面作痒搔破，不能安寐，咳呛音哑得减，舌苔中间亦化，脉小弦。邪火之盛显有可征，再以昨方出入，不生枝节则佳。

黄芪皮 9 克　鲜金斛 12 克　鲜沙参 15 克　大丹参 32 克　茯神 12 克　活磁石 30 克（先煎）　生龙齿 30 克（先煎）　川贝母 9 克　皂角针 9 克　干地龙 9 克　甘菊花 9 克

［八诊］天花九朝，已有回象，头面擦破者亦有堆沙之象，惟不发臭耳。舌苔亦化，脉小弦。腑气欲解不更，入晚肌热较甚，烦躁呓语，幸不音哑气急，惟邪火未彻，再与前方。

鲜金斛 12克　鲜生地 12克　鲜沙参 18克　朱茯神 12克　活磁石 30克（先煎）　生龙齿 30克（先煎）　川贝母 9克　竺黄片 9克　甘菊花 9克　连翘 12克　白芍 4.5克　蛤粉 12克（包煎）　紫地丁 12克

［九诊］天花十朝，次第回靥堆沙，舌苔已化，得饮则呛，腑气欲解未更，不能安寐，时欲作颤，脉弦。邪火留恋，败象虽退，越十二朝若无变化则可许无妨。

鲜金斛 12克　鲜生地 18克　鲜沙参 12克　朱茯神 18克　酸枣仁 12克　活磁石 45克（先煎）　生龙齿 45克（先煎）　川贝母 6克　夜交藤 15克　白蒺藜 15克　甘菊花 9克　玄参心 12克　带心翘 12克　莲子心 2.4克　黛蛤散 15克（包煎）

［十诊］天花十一朝，回靥堆沙，咳呛转甚，肢节作颤，腑气已行，舌苔已化，脉小弦数。邪火逗留，再以清化。

鲜金斛 12克　鲜生地 18克　鲜沙参 12克　朱茯神 18克　活磁石 45克（先煎）　生龙齿 45克（先煎）　川贝母 9克　甜杏仁 12克　甘菊花 9克　玄参心 12克　带心翘 12克　莲子心 2.4克　竹叶卷心 12克　石决明 60克（先煎）　紫贝齿 60克（先煎）

［十一诊］天花十有三日，痘虽回靥，咳呛未除，腑行不畅，两手背浮肿作痛。舌苔已化，脉尚未静。余火逗留，恐其结毒。

米炒西洋参 4.5克（另煎）　鲜金斛 12克　鲜沙参 12克　朱茯神 18克　活磁石 45克（先煎）　生龙齿 30克（先煎）　川贝母 6克　甜杏仁 12克　白蒺藜 12克　生甘草 2.4克　紫地丁 12克　橘络 4.5克　丝瓜络 9克（酒炒）

［按语］天花是一种古老的疾病，明清时期医家称之为“痘”，清朝时期俗称为“天花”，免疫力低下的婴幼儿尤易感染患病，并发症多且死亡率高，因此被列入近代儿科四大证（麻痘惊疳）之一。民国时期，虽已有牛痘接种以防治天花，但并未普及，上海每年都有天花流行。本案十一诊，完整记录了该病发热、放点、起胀、灌浆、收靥结痂五个阶段，以及徐氏治疗方案。

治疳证

案1　陈宝宝。

[初诊] 胃强脾弱，嗜食善啼，形瘦色晄，疳积已成，不易霍然。

胡黄连八分 活磁石一两 使君肉四钱 芦荟八分 生龙齿一两 炙干蟾三钱 朱茯神四钱 合欢花二钱 炙鸡金四钱 木蝴蝶七分 五谷虫三钱（炙）

[二诊] 宗前方损益治之。

胡黄连八分 生龙齿一两 炙干蟾三钱 朱茯神四钱 使君肉四钱 炙鸡金四钱 活磁石一两 合欢花二钱 木蝴蝶二钱 五谷虫三钱（炙） 油当归三钱

[三诊] 大便已通，嗜食善啼，舌白脉软。再以培脾。

炒白术四钱 活磁石一两 炙鸡金四钱 胡黄连六分 生龙齿一两 炙干蟾三钱 朱茯神四钱 使君肉四钱 合欢花二钱 五谷虫三钱（炙） 炮姜炭一钱

[四诊] 嗜食善啼略减，形瘦色晄，脉软。再以前方出入。

炮姜炭钱半 活磁石一两 炙干蟾二钱 炒白术四钱 生龙齿一两 炙鸡金四钱 朱茯神四钱 使君肉四钱 煨益智三钱 五谷虫三钱（炙） 仙灵脾三钱

案2 倪幼。

[一诊] 胃强脾弱，腹大嗜食，大便完谷，形削潮热，龈肿腐出血，舌有薄苔，脉息濡缓。疳积已成，恐其成慢。

川石斛12克 炒白术12克 胡黄连2.1克 生石膏12克（先煎） 合欢皮6克 炙干蟾9克 炙五谷虫12克 炙鸡金12克 乌梅炭4.5克 甘中黄6克 仙灵脾9克

[二诊] 龈腐渐化，潮热未除，腹大嗜食得减，面目虚浮，舌薄白，脉濡数，再宗前法。

川石斛12克 炒白术12克 川连2.1克 银柴胡4.5克 生石膏12克（先煎） 青蒿珠9克 炙干蟾9克 炙五谷虫12克 炙鸡金12克 乌梅炭4.5克 带皮苓12克 制僵蚕9克 蔓荆子9克

[按语] 疳证是一种慢性营养不良疾病，以形体虚弱羸瘦、饮食异常、大便不调、面色无华、毛发干枯等症状为主，可由于喂养不当、病后饮食不调，或寄生虫病等原因引起。此病在隋唐文献中已有记载，为儿科常见病。治疗上以健运脾胃为原则，症状轻者可以调整饮食，辅以按摩手法，重者以药物调治，亦有针刺、割治等方法。

治麻疹

案1 冯宝宝。

[**初诊**] 蕴热五日，痧子将布，咳呛尚畅，舌白脉濡数。治以疏达。

川桂枝一钱 黄郁金三钱 玉桔梗钱半 粉葛根二钱 薤白头钱半 姜半夏三钱 白杏仁四钱 炙紫菀一钱 橘红钱半 天将壳五只

[**二诊**] 痧子已布，鼻准未透，肌热有汗，咳呛稀少，大便溏薄，舌白腻，脉濡数。气阳不足，恐其下陷。

黄厚附片三钱 川桂枝一钱 生龙齿一两 水炙升麻钱半 炮姜炭钱半 煨益智四钱 粉葛根二钱 活磁石一两 破故纸四钱 炙紫菀一钱 姜半夏三钱 广陈皮二钱

[**三诊**] 痧子已布，色晄不颜，便泄不止，肌热有汗，咳呛稀少，舌白脉滑数。再以温下宣达，不变则佳。

黄厚附片三钱 川桂枝一钱 生龙齿一两 水炙升麻钱半 黑锡丹四钱 白杏仁四钱 粉葛根二钱 活磁石一两 煨益智四钱 破故纸四钱 姜半夏三钱 紫菀一钱 橘红钱半

[**四诊**] 痧后余邪恋肺，肌热起伏，咳呛气浅，舌白，脉滑弦数。再以疏化。

川羌活钱半 白杏仁四钱 橘红钱半 川桂枝一钱 生龙齿一两 紫菀一钱 活磁石一两 姜半夏三钱 远志七分 天将壳五只 仙灵脾三钱

[**五诊**] 肌热不解，咳呛气浅，舌白腻，脉弦数。气阳素虚，当以两顾。

黄厚附片三钱 白杏仁三钱 橘红钱半 水炙升麻一钱 生龙齿一两 紫菀一钱 活磁石一两 姜半夏三钱 远志七分 天将壳五只 生姜二钱 川朴一钱

[**六诊**] 宗前方损益治之。

黄厚附片三钱 生龙齿一两 白杏仁四钱 水炙升麻钱半 川朴一钱 郁金三钱 活磁石一两 茅术四钱（炒） 薤白头钱半 姜夏三钱 生姜汁廿滴 橘红钱半 黑锡丹四钱（包）

案2 宓宝宝。

[**初诊**] 痧子未透而回，肺气闭塞，内气蠢动，肌热无汗，气急鼻煽，昨曾痉厥，舌薄白，脉弦数。病后正虚，颇难着手。

黄厚附片三钱（先煎） 黑锡丹四钱（包，先煎） 橘络钱半 蜜炙麻黄一钱 白杏仁四钱 蝎尾二支 羚羊角八分（另煎，冲） 朱茯神四钱 紫菀一钱 干菖蒲钱半

[**二诊**] 诸恙均得略减，再宗前方。

黄附片三钱 黑锡丹四钱 干菖蒲钱半 蜜炙麻黄一钱 白杏仁四钱 仙夏三钱 羚羊角八分（另煎，冲） 黄郁金三钱 橘络钱半 紫菀一钱 蝎尾二支 天将壳五只

[**三诊**] 肌热起伏，咳呛稀少，气急鼻煽，舌薄白，喜饮，脉右软数左弦。再以前方出入。

黄附片三钱（先煎） 羚羊片八分（另煎，冲） 黑锡丹四钱（包，先煎） 川桂枝一钱（炒） 活磁石一两 白杏仁四钱 白芍三钱（炒） 生龙齿一两 仙灵脾四钱 仙夏三钱 橘红钱半 干菖蒲钱半 陈胆星二钱

[**四诊**] 热较轻，咳呛略畅，痰如牵锯，气急鼻煽，舌起糜苔，左脉弦象已软。再宗前方出入。

黄附片三钱 白芍三钱 五味子八分（打） 川桂枝一钱 白杏仁四钱 淡干姜钱半（打） 炙细辛一钱 仙夏三钱 制南星钱半 蜜炙麻黄一钱 黑锡丹五钱（包，先煎） 橘络钱半 仙灵脾三钱

案3 王宝宝。

[**初诊**] 痧子已布，鼻准不透，肌热汗微，咳呛稀少，呕恶便溏，舌白，脉浮数，恐其下陷。

水炙升麻一钱 活磁石一两 姜半夏三钱 粉葛根二钱 黄郁金三钱 橘皮钱半 川桂枝一钱 薤白头钱半 紫菀一钱 煨益智三钱 天将壳五只

[**二诊**] 痧子已齐，肌热汗微，咳呛不甚，呕恶便泄，舌白腻，脉浮数。再以宣达，不变则佳。

水炙升麻钱半 淡干姜钱半 煨益智四钱 粉葛根二钱 活磁石一两 破故纸四钱 水炙麻黄八分 黄郁金三钱 姜半夏三钱 紫菀一钱 橘皮钱半 天将壳五只

［三诊］痧子已齐，肌热汗做，咳呛稀少，呕恶便溏，渴不多饮，舌白腻，脉数。再以宣达，不变则佳。

水炙麻黄一钱　粉葛根二钱　远志七分　白杏仁四钱　黄郁金三钱　橘络钱半　活磁石一两　紫菀一钱　仙夏三钱　天将壳五只　干菖蒲钱半

案 4　张宝宝。

［初诊］痧后余邪恋肺，肌热起伏，咳呛不爽，便痢色杂，舌白，脉濡。治以疏化，恐其变迁。

粉葛根二钱　小川连六分　广木香七分　炮姜炭钱半　白头翁钱半　炙紫菀一钱　陈艾炭八分　川秦皮钱半　远志七分　薤白头钱半　广藿梗三钱　江枳壳二钱　台乌药钱半

［二诊］咳略畅，热未解，便痢色杂，里急后重，舌白，脉濡数，右大于左。病在肺胃，再以两顾。

粉葛根二钱　川厚朴八分　川秦皮钱半　炮姜炭钱半　小川连六分　薤白头钱半　陈艾炭八分　白头翁钱半　广木香七分　仙半夏三钱　广陈皮二钱　广藿梗三钱

［三诊］诸恙均减，再宗前方治之。

广藿梗三钱　陈艾炭八分　白头翁钱半　粉葛根二钱　小川连六分　川秦皮钱半　炮姜炭钱半　川厚朴八分　广木香七分　仙半夏三钱　陈皮二钱　枳壳二钱

［四诊］热得解，痢亦减，舌腻未化，脉濡缓，腹痛未除。再以温化。

川乌三钱（制）　活磁石一两　台乌药钱半　炮姜炭钱半　生龙齿一两　白头翁钱半　陈艾炭八分　川厚朴八分　川秦皮钱半　陈皮二钱　藿梗二钱　朱茯神四钱

［五诊］热解痢止，舌腻脉濡。再以温化。

黄附片三钱　川厚朴八分　台乌药钱半　陈艾炭八分　活磁石一两　陈皮二钱　炮姜炭钱半　生龙齿一两　广木香七分　朱茯神四钱　藿梗二钱

［六诊］便痢已止，大便完谷不化，知饥嗜食，舌白脉软。当以培脾。

黄附片三钱　川桂枝钱半（炒）　生龙齿一两　炮姜炭钱半　白芍三钱（炒）

炙鸡金四钱　炒白术四钱　活磁石一两　破故纸四钱　五谷虫三钱（炙）　煨益智三钱　合欢花二钱　煨肉果钱半

［按语］ 麻疹为传染性疾病，旧时上海称为“痧子”，患病者除了发热、上呼吸道症状外，全身自上而下出现红色皮疹。在人口密集且未普种疫苗地区，每2～3年会有一次麻疹大流行，易并发肺炎等疾病。此病治疗上并无特效药。20世纪60年代开始普遍接种疫苗，麻疹的发病率得以控制，但尚未彻底阻断其传播流行。以上四案，为麻疹不同时期之治案，治疗上以宣肺透疹为主，徐氏擅用温药，以升麻、葛根等透疹，以麻黄、桂枝、黄附片等温化。

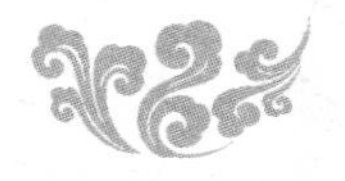

参考文献

[1] 何古心 . 春煦室医案 . 抄本 .
[2] 陈莲舫 . 陈徵君方案 . 抄本 .
[3] 赖元福 . 赖氏脉案 . 抄本 .
[4] 薛逸山 . 澄心斋医案辑录 . 抄本 .
[5] 曹惕寅 . 翠竹山房诊暇录稿 . 翠竹山房，1927.
[6] 丁甘仁 . 孟河丁氏医案 . 丁仲英医室崇礼堂铅印本，1931.
[7] 萧龙友 . 现代医案选（第一集）. 北京：人民卫生出版社，1960.
[8] 上海中医学院 . 近代中医流派经验选集 . 上海：上海科学技术出版社，1962.
[9] 何长治 . 何鸿舫医案 . 上海：学林出版社，1982.
[10] 王文济 . 金山医学摘粹 · 俞道生医案，金山县卫生局编印，1988.
[11] 王仲奇 . 新安医籍丛刊 · 医案医话类 第 1 册：王仲奇医案 . 合肥：安徽科学技术出版社，1992.
[12] 张寿颐 . 张山雷医集 . 北京：人民卫生出版社，1995.
[13] 周小农 . 周小农医案 . 上海：上海科学技术出版社，2001.
[14] 何廉臣 . 全国名医验案类编 . 福州：福建科学技术出版社，2003.
[15] 陆拯主 . 近代中医珍本集（医案分册）. 杭州：浙江科学技术出版社，2003.
[16] 曹颖甫 . 经方实验录 . 福州：福建科学技术出版社，2004.
[17] 张骧孙，招萼华点校 . 临诊医案 . 上海：上海科学技术出版社，2004.
[18] 招萼华 . 祝味菊医案经验集 . 上海：上海科学技术出版社，2007.
[19] 祝味菊 . 伤寒质难 . 福州：福建科学技术出版社，2007.

[20] 费伯雄.孟河费氏医案：余听鸿医案.上海：上海科学技术出版社，2010.
[21] 姜宏军.陈无咎医学八书.北京：中国中医药出版社，2010.
[22] 陆鸿元，徐蓉娟.徐小圃医案医论集.北京：中国中医药出版社，2010.
[23] 恽铁樵.恽铁樵医书合集.天津：天津科学技术出版社，2010.
[24] 段逸山.中国近代中医药期刊汇编.上海：上海辞书出版社，2011.